HERBERT M. SHELTON

La combinación de los alimentos

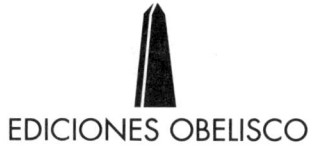

EDICIONES OBELISCO

Si este libro le ha interesado y desea que le mantengamos informado de nuestras publicaciones, escríbanos indicándonos qué temas son de su interés (Astrología, Autoayuda, Ciencias Ocultas, Artes Marciales, Naturismo, Espiritualidad, Tradición...) y gustosamente le complaceremos.

Puede consultar nuestro catálogo en www.edicionesobelisco.com

Los editores no han comprobado la eficacia ni el resultado de las recetas, productos, fórmulas técnicas, ejercicios o similares contenidos en este libro. Instan a los lectores a consultar al médico o especialista de la salud ante cualquier duda que surja. No asumen, por lo tanto, responsabilidad alguna en cuanto a su utilización ni realizan asesoramiento al respecto.

Salud y Vida natural
LA COMBINACIÓN DE LOS ALIMENTOS
Herbert M. Shelton

1.ª edición: septiembre de 2007
5.ª edición: octubre de 2020

Título original: *Food Combining mode easy*

Traducción: *Puertas abiertas a la nueva era*
Maquetación y diseño de cubierta: *Imelda Hernández Simón*

© 1989, Puertas abiertas
(Reservados todos los derechos)
© 2007, Ediciones Obelisco, S. L.
(Reservados los derechos para la presente edición)

Edita: Ediciones Obelisco, S. L.
Collita, 23-25. Pol. Ind. Molí de la Bastida
08191 Rubí - Barcelona - España
Tel. 93 309 85 25
E-mail: info@edicionesobelisco.com

ISBN: 978-84-9777-397-3
Depósito Legal: B-15.663-2008

Impreso en los talleres gráficos de Romanyà/Valls S. A.
Verdaguer, 1 - 08786 Capellades - Barcelona

Printed in Spain

Reservados todos los derechos. Ninguna parte de esta publicación, incluso el diseño de la cubierta, puede ser reproducida, almacenada, transmitida o utilizada en manera alguna por ningún medio, ya sea electrónico, químico, mecánico, óptico, de grabación o electrográfico, sin el previo consentimiento por escrito del editor.
Diríjase a CEDRO (Centro Español de Derechos Reprográficos, www.cedro.org) si necesita fotocopiar o escanear algún fragmento de esta obra.

Presentación

En 1951, la Escuela de Salud el doctor Herbert M. Shelton de San Antonio (Texas), publicó *Food combining malle easy*. En 1977, se reimprimió por vigésimonovena vez este pequeño libro de aspecto austero. Fue traducido del inglés al francés por Georges Vínckaert, y la editorial «Le Courrier du Livre» lo publicó por primera vez en 1955 con el título *La santé par les combinaisons alimentaires*. De esta manera, aparecía en Francia la primera traducción de una obra de Shelton y, al mismo tiempo, la primera publicación en este idioma dedicada a la cuestión de la combinación correcta de los alimentos.

Puertas Abiertas se enorgullece de haber publicado, por primera vez en 1979, una traducción fiel al texto original americano. El éxito de las ediciones francesas (tanto en los países francófonos como en España mismo) y de la primera versión castellana, ha demostrado que las ideas expresadas en esta obra encuentran una aceptación favorable acerca de aquellos que buscan la verdadera causa de sus malestares. Un número cada día mayor de personas adoptan las reglas preconizadas por el doctor Shelton, puesto que su práctica es sencilla. Si al principio parecen complicadas, es porque se apartan de las costumbres reinantes. Para recuperar la salud y mantenerla en óptimo estado, basta introducirlas paulatinamente en el modo de vida higienista.

No obstante, el autor nos advierte que no se trata de ninguna panacea y su mensaje es inequívoco: es fácil mejorar la digestión, y en consecuencia la salud, observando las reglas de las combinaciones. Esta práctica, aplicada juiciosamente, tendrá como efectos principales: aligerar el arduo trabajo de la digestión, disminuir considerablemente y, a veces, eliminar por completo la fermentación y sus consecuencias.

Pero queremos hacer hincapié, de acuerdo con Shelton y todos los verdaderos higienistas, en el hecho importante de que la salud no depende sólo de la combinación correcta de los alimentos, ni siquiera de un régimen alimenticio perfecto.

Una higiene auténtica es una síntesis de todos los factores normales de vitalidad, y no simplemente un régimen alimenticio. Se deben tener en cuenta: el agua pura, el aire puro, el sol, el aseo corporal, el ejercicio adecuado, el reposo, el sueño en horas oportunas y el equilibrio emocional, mental y espiritual.

En realidad, la búsqueda de todas las fuentes de toxemia y de enervación, su posterior reducción y eliminación progresiva, son la clave de la higiene vital, y la alimentación correcta sólo es uno de los factores naturales de salud.

Shelton encuentra opositores entre ciertas personas que formulan reservas e incluso críticas con muy poco fundamento. Aparentando ignorar la fisiología de la digestión, ciertos autores –que sin embargo están bien informados de ello– se limitan a emitir juicios poco menos que curiosos. Por ejemplo, los autores del libro de cocina de Bircher Benner, entre los cuales se encuentran un médico y un químico, demuestran que el tema no les resulta desconocido al decir: «Tales prescripciones (no hacer ciertas mezclas en la comida) se apoyan ciertamente en unas incuestionables observaciones que nosotros mismos hemos comprobado». A pesar de todo, no deducen la necesidad de una correcta combinación alimenticia, sino que, por el contrario, siguen manteniendo un gran apego a combinaciones como: fruta y cereales (müesli), leche y cereales, etc.

Con la misma inconsciencia, un autor francés escribe en una revista de salud: «Indudablemente existen incompatibilidades... Muy a menudo se nos señalan varias intolerancias a ciertas mezclas». Sin embargo, apenas reconocido este hecho, se retrae: «Pero hemos notado que estas intolerancias están lejos de presentar un carácter de norma general». Sin duda alguna, tal afirmación puede hacerse más o menos acerca de todo. Uno «soporta» lo que otro no soporta, pero ¿esta respuesta anula las leyes vitales y los procesos fisiológicos? Algunos «soportan mejor», pero ¿hasta cuándo?... hasta que el organismo no pueda más, evidentemente.

Así pues, incluso los autores que admiten la legitimidad de las combinaciones correctas subestiman la importancia de ellas. No hablemos de cierto «profesor» que ha recopilado las incompatibilidades «trofológicas» de J. Castro, de las cuales lo menos que se puede decir, es que no tienen nada que ver con la fisiología, sino que derivan del peor empirismo.

Otros autores naturistas y dietéticos, que siguen ciegamente las ideas médicas, confunden los procesos de la digestión normal con los de la fermentación y putrefacción gastrointestinal, que se yuxtaponen en la mayor parte de los civilizados. Uno de ellos comete esta confusión cuando escribe, apuntando a los partidarios de las buenas combinaciones: «Ciertos naturistas parecen temer a las fermentaciones más que a nada, sin parecer comprender (sic) que las transformaciones digestivas proceden de fermentaciones sucesivas». A esto, Shelton contesta, en el capítulo IV, que conviene distinguir, por ejemplo, los subproductos de la digestión de los almidones por una parte, y los de su fermentación por otra. Tenemos, por un lado, reducción de azúcares simples utilizables y, por otro, producción de bióxido de carbono, ácido acético, etc., inutilizables. Ocurre lo mismo con las proteínas. Estos escasos ejemplos demuestran la poca seriedad de un buen número de objeciones que discrepan de las reglas de las combinaciones.

Notemos cómo la práctica de estas combinaciones, hace perder al alimento el carácter banal que la rutina le confiere. El estudio que exige nos hace deletrear un alfabeto nuevo, componiendo frases que se traducen a la larga por una asimilación y una nutrición mejor. Azúcares, almidones, proteínas, vegetales acuosos, frutas acuosas, frutas ácidas y semiácidas, frutas dulces, nueces... he aquí elementos que pretendemos conocer y con los cuales jugamos luego (como si fuera con palabras, notas musicales o colores) para que tomen armoniosamente sitio en el gran juego de la nutrición. Así pues, el abecedario de las combinaciones nos habla de modestos alimentos. Creemos que la humilde lección habrá sido bien entendida cuanto más se comprenda la importancia del saber y, sobre todo, del discernimiento. Para el sabio, todo progreso no es más que el resultado de pequeñas lecciones bien asimiladas:

El esfuerzo que exigirá por parte del lector la comprensión de esta obra será ampliamente compensado. Podemos asegurar que aquello que, en un principio, parece austero, se transformará rápidamente en fuente de bienestar y de alegría a medida que uno progrese en las vías de la psicosomática. Además, esta pequeña obra permitirá al que ignora completamente o en parte esta disciplina, familiarizarse con uno de los aspectos de este modo de vida, cuyo alcance va más allá de la simple cuestión de las combinaciones alimenticias, aunque éstas sean de suma importancia.

Recibiremos siempre con interés y agradecimiento relaciones de resultados, experiencias y observaciones vinculadas a esta práctica. No ya como confirmación, sino porque los ejemplos vividos son siempre útiles por su diversidad, y pueden servir a los investigadores que deseen progresar en una ciencia de la vida, cuya aplicación abre perspectivas seguras de salud y felicidad.

ANDRÉ TORCQUE

Introducción

Infinidad de veces se me ha pedido que facilite a mis lectores un pequeño libro sobre la combinación de los alimentos. Con los años, la demanda ha ido aumentando, ya que cada vez es más la gente que va comprendiendo la importancia de las comidas correctamente combinadas. Al ofrecer esta obra al público, espero satisfacer las necesidades del profano, cuyo conocimiento del aspecto técnico de esta cuestión es muy escaso. Por eso, he tratado de expresarme en un lenguaje simple, dando la suficiente información técnica para aclarar las cosas y hacer que todo ello pueda ser comprensible para cualquier lector.

Puesto que el libro no ha sido, preparado sólo para el vegetariano sino para cualquier persona, los menús propuestos incluyen comidas propias de una dieta mixta, así como comidas sin carne ni pescado. No lo he hecho por compromiso, o porque haya abandonado el vegetarianismo a escondidas, sino con la intención de llegar a todo el mundo.

En círculos médicos, así como en otras escuelas seguidoras de la medicina (de las que pretenden «curar»), y entre los especialistas en dietética que van a remolque de la alopatía, se hacen algunas objeciones sobre el hecho de evitar ciertas combinaciones alimentarias y de aceptar otras. Todas estas objeciones están basadas en la hipótesis de que el estómago humano está capacitado para digerir fácil y eficientemente cualquier mezcla que sea introducida en el mismo. Muy poca atención prestaremos a estas objeciones, ya que lo expresado en este libro constituye la mejor respuesta a las mismas.

Si algún lector quiere una mayor información sobre estas objeciones, puede consultar mi obra más importante *Orthotrophy*, que es el segundo volumen de Hygienic System[1]. Los más de treinta y un años que llevo dedicándome a alimentar y cuidar la salud del joven y del ancianos del sano y del enfermo, del hombre y de la mujer, del rico y del pobre, del culto y del ignorante, y los veinticinco años de práctica en mi sanatorio y en mi consultorio, me capacitan para expresarme con cierta autoridad sobre este tema.

He dedicado más de cuarenta años al estudio de la dietética, cuidando y dirigiendo la alimentación de millares de personas. El lector reflexivo se dará cuenta de que esa valiosa experiencia me capacita para hablar del tema mejor que si hubiera pasado el mismo tiempo drogando a los enfermos con medicamentos. Muy pocos médicos estudian la dietética, y son todavía menos los que la utilizan para la atención de sus enfermos. El consejo que siempre dan a sus pacientes es: «Coma todo lo que le guste».

Desde el 10 de julio de 1928, existe aquí en San Antonio, mi Escuela de Salud (Doctor Shelton's Health School). Durante este tiempo: han pasado por ella gente de todas partes de los Estados Unidos y Canadá, así como de muchos otros lugares del mundo. México, Argentina, Nicaragua, Costa Rica, Brasil, Venezuela, Cuba, Hawai, China, Nueva Zelanda, Australia, Inglaterra, Irlanda, Sudáfrica, Alaska y otros países han enviado aquí sus pacientes. Los maravillosos resultados que hemos obtenido y seguimos obteniendo tratando

---

1. Varios capítulos de esta obra han sido traducidos al castellano y publicados en el In Memoriam: doctor Herbert M. Shelton, editado como homenaje a este gran científico y humanista, en el momento de su fallecimiento.

toda clase de enfermedades, incluso en numerosos casos declarados incurables, atestiguan el valor de los métodos y medios empleados en la Escuela de Salud. En este libro no se afirma que cierto programa dietético, ni tampoco que una determinada combinación de alimentos, vaya a «curar una enfermedad». Yo no creo en remedios. Lo que aseguro y estoy dispuesto a aportar las pruebas de ello es que, en todos los casos de enfermedad, al suprimir la causa, las fuerzas y los procesos vitales, unidos con los factores normales de la vida, restablecerán la salud y la integridad, siempre que el daño ocasionado a los órganos no sea irreversible. Ahora bien, la alimentación es sólo uno de estos factores normales de la vida.

El papel primordial del consejero higienista es procurar al paciente el beneficio de todos los factores de salud en su plenitud total, ya que sólo así podemos asegurarle una verdadera posibilidad de restablecimiento. El lector inteligente comprenderá fácilmente que los cuidados higienistas son los únicos racionales y radicales que se han de aplicar a cualquier edad y en cualquier lugar del mundo. Llegará un tiempo en el que todo tipo de enfermedad será «tratado» sobre las bases infalibles y claras de los fundamentos higienistas. Una vez descubiertos los auténticos principios, éstos tienen que aplicarse, no sólo a un determinado tipo de enfermedad, sino a la enfermedad sea cual sea. Estas bases fundamentales se aplicarán en todo el inagotable repertorio de trastornos de salud. Incluso en los casos en los que la cirugía tenga algún valor, siempre tienen que emplearse previa o conjuntamente los cuidados higienistas.

La Escuela de Salud está idóneamente situada en el soleado suroeste, donde los veranos son suaves, los días aireados con los vientos del sur del golfo, las noches frescas, los inviernos cortos, templados y con posibilidad permanente de baños de sol. El suelo es de la mejor calidad y abundan a lo largo del año las más sabrosas frutas y hortalizas del mundo. Estas ventajas naturales, unidas a nuestra inmensa experiencia en tratar toda clase de enfermedades, nos permite ofrecer al que busca la salud, el cuidado y asesoramiento que no se puede encontrar en otro sitio.

En la Escuela de Salud nos valemos de todos los factores e influencias que tienen una relación normal con la vida: aire, agua, alimentos, sol, descanso, sueño, ejercicio, limpieza, equilibrio emocional, etc. El ayuno, que es un descanso fisiológico, también ocupa un lugar primordial en nuestro sistema de curación. Pero lo más importante en el cuidado del enfermo, es buscar y eliminar las causas que han originado la enfermedad. Tratar de curar enfermedades sin suprimir sus causas, es como querer curar a un alcohólico mientras continúa bebiendo. Por supuesto que no haríamos una cosa tan absurda.

A nuestros pacientes les ofrecemos alimentos bien combinados. Que quede bien claro que las reglas para las combinaciones alimentarias que aparecen en las páginas siguientes no son consideraciones puramente teóricas, sino que han sido absolutamente comprobadas durante una larga experiencia.

¿Por qué prestar atención a la combinación de los alimentos? ¿Por qué no combinar nuestras comidas indiscriminadamente y comer de cualquier manera? ¿Por qué prestar atención a tales cosas? ¿Siguen los animales las reglas de la combinación de los alimentos?

Las respuestas a estas cuestiones son simples. Permítanos empezar por la última. Los animales comen muy sencillamente y hacen muy pocas mezclas. Ciertamente, el animal carnívoro no consume carbohidratos con proteínas, ni tampoco toma ácidos con proteínas. El ciervo pastando en el bosque mezcla muy poco sus alimentos. La ardilla comiendo nueces puede llegar a saciarse, pero nunca mezclará otro alimento con éstas. Se ha observado que los pájaros comen insectos durante una parte del día y semillas en otra. Ningún animal salvaje dispone de tanta variedad de alimentos como el hombre civilizado. El hombre primitivo tampoco disponía de ello y, al igual que los animales, él también debía comer de forma sencilla.

Como veremos más adelante, el aparato digestivo posee una serie de enzimas, las cuales tienen unas limitaciones concretas. Por esa razón, si no combinamos adecuadamente nuestra alimentación, provocaremos graves trastornos. Si, por el contrario, cuidamos la alimentación, será una forma inteligente de respetar dichas limitaciones y de asegurar así una digestión más fácil y a la vez más completa.

No aprovechamos nada de los alimentos que no son digeridos. Comer y tener la comida corrupta en el tubo digestivo, es puro desperdicio, ya que esta descomposición produce venenos peligrosos. Por lo tanto, una correcta combinación no sólo asegura una mejor nutrición como resultado de una mejor digestión, sino que protege contra el envenenamiento.

Es sorprendente el número de alergias que desaparecen por completo cuando el «alérgico» aprende a combinar correctamente sus alimentos. Lo que estas personas padecen no es alergia, como se piensa hoy en día, sino indigestión. Se habla de alergia cuando se trata de envenenamiento proteico. La indigestión provoca el envenenamiento por putrefacción, siendo esta otra forma de intoxicación proteica. Cuando la digestión es normal; el flujo sanguíneo se enriquece de materias nutritivas en lugar de acarrear venenos. Este pequeño libro está basado en la experiencia y también en la ciencia. Lo dedico al lector inteligente. Si sabe sacar provecho de la información que contiene, su salud mejorará, su vida se prolongará y se volverá más placentera. Si alguien duda, ¡que haga la prueba! Rechazar sin investigar es un obstáculo para el desarrollo. Encerrarte en una actividad que te impida adquirir más conocimientos, a la vez te priva de una mejor salud. Haz una prueba sincera de las reglas sencillas presentadas en esta pequeña obra, ¡y ya verás!

HERBERT M. SHELTON

CAPÍTULO

Clasificación de los alimentos

Los alimentos son substancias comestibles que pueden ser incorporadas al organismo y a la vez transformarse en células y secreciones del cuerpo. Los elementos no utilizables, como los medicamentos, son todos venenosos. Para que la substancia sea un verdadero alimento, no debe contener ingredientes inútiles o dañinos. Por ejemplo, el tabaco es una planta que contiene proteínas, carbohidratos, minerales, vitaminas y agua. Por ello, debería ser un alimento. Pero, además de esos alimentos, contiene considerables cantidades de venenos, siendo uno de ellos el más virulento que conoce la ciencia. El tabaco, por lo tanto, no es un alimento.

Los productos alimenticios, tal como los recogemos del huerto, del vergel o de la tienda, están compuestos de agua y de ciertos elementos orgánicos llamados proteínas, carbohidratos (azúcares, almidones, pectosas, etc.), grasas (aceites), sales minerales y vitaminas. Contienen generalmente una cantidad variable de residuos no digeribles.

Estos productos constituyen la base de la nutrición. Puesto que sus propiedades y valor varían bastante, los clasifico aquí, por comodidad, según su composición y procedencia. Esta clasificación es suficiente para orientar al lector en la práctica de las combinaciones.

Proteínas
Los alimentos proteicos son los que contienen un alto porcentaje de proteínas en su composición. Los más importantes son los siguientes:

- Frutos oleaginosos (nueces, almendras, avellanas, etc.)
- Todos los cereales
- Judías secas
- Garbanzos
- Granos de soja
- Cacahuetes
- Quesos
- Aceitunas
- Leche (tiene bajo contenido *proteico*)
- Todo tipo de carne y de pescado (excepto la grasa)

Carbohidratos
Son los azúcares y los almidones. Los hemos separado en tres grupos distintos:

- Almidones:
    - Todos los cereales
    - Habas y judías secas (excepto los granos de soja)
    - Garbanzos y en general todo tipo de leguminosas secas
    - Patatas (de todas las variedades)
    - Cacahuetes
    - Boniatos
    - Plátanos
    - Calabazas
    - Aguaturmas
    - Castañas

- Con menos cantidad de almidón: coliflores, remolachas, salsifís y escorzoneras
» Azúcares y jarabes
  - Azúcar moreno y blanco
  - Jarabe de caña
  - Jarabe de azúcar de caña de arce
  - Miel de abeja
  - Azúcar de la leche
» Frutas dulces
  - Dátiles
  - Higos
  - Plátanos
  - Uvas pasas
  - Uvas moscatel
  - Ciruelas secas
  - Peras secadas al sol
  - Palosantos o caquis

Grasas
Abarca todas las grasas y aceites:
» Manteca   » Aceite de sésamo
» Mantequilla   » Aceite de almendras
» Nata   » Aceite de maíz
» Margarina   » Aceite de oliva
» Aceite de nueces   » Aceite de soja
» Aceite de girasol   » Pacanas
» Aguacates   » Carnes grasas
                           y embutidos

Frutas ácidas
Casi todos los ácidos que ingerimos son frutas ácidas:
» Naranjas
» Granadas

- Manzanas ácidas
- Ciruelas ácidas
- Uvas ácidas
- Melocotones ácidos
- Todo tipo de grosellas
- Pomelos
- Tomates
- Fresas
- Frambuesas
- Piñas
- Limones

Frutas semiácidas
- Higos frescos
- Papayas
- Chirimoyas
- Peras
- Manzanas dulces
- Albaricoques
- Cerezas dulces
- Ciruelas dulces
- Mangos

Hortalizas sin almidón y verduras
- Lechugas
- Achicorias
- Brécoles
- Dientes de león
- Mostazas
- Acederas
- Berros
- Apios
- Coles

- Coles de Bruselas
- Nabos de remolacha (frescos)
- Granos tiernos de maíz
- Perejil
- Puerros
- Espárragos
- Escarolas y endivias
- Espinacas
- Nabos (frescos)
- Pepinos
- Ruibarbos
- Ajos
- Pimientos dulces
- Cebollas
- Coles rizadas
- Cebolletas
- Judías verdes
- Rábanos

Melones
Todo tipo de melones y sandías

CAPITULO

La digestión de los alimentos

Los productos alimenticios constituyen la materia prima de la nutrición. Sus componentes –proteínas, carbohidratos y grasas– no pueden ser utilizados en su estado original por el organismo humano, sino que deben sufrir una desintegración, un refinamiento y una normalización. Estas operaciones se realizan durante el proceso de la digestión. Este proceso es en parte mecánico, como la masticación, la deglución y la mezcla de los alimentos en el estómago, y en parte químico, la cual llamamos fisiología de la digestión. Esta consiste, en su mayor parte, en un estudio de los cambios químicos que sufren los alimentos al pasar por el tubo digestivo. Debido a nuestro propósito, prestaremos menos atención a la digestión intestinal y nos concentraremos en la digestión bucal y estomacal.

Las enzimas y los límites de su acción
Las transformaciones que sufren los alimentos durante el curso de la digestión son realizadas por un grupo de agentes o fermentos no orgánicos, llamados enzimas, las cuales sólo actúan en unas condiciones claramente determinadas. Por eso, es necesario estudiar cuidadosamente las leyes de la combinación de los alimentos apoyándose en los principios de la química de la digestión, en los cuales se basan dichas leyes. Muchos fisiólogos de distintos países, después de largos y pacientes esfuerzos,

han hecho hincapié en muchos hechos que demuestran la acción limitada de las enzimas. Lamentablemente, esos mismos fisiólogos han intentado restar importancia a dichos hechos y dan razones poco convincentes para que continuemos comiendo y bebiendo de forma convencional, sin restricción. Incluso han subestimado los esfuerzos realizados para llegar a estos conocimientos, que sin embargo debemos a sus laboriosas y pacientes investigaciones. Por el contrario, los partidarios del higienismo apoyan las reglas prácticas de la vida en los principios de la biología y de la fisiología.

Permítanos hablar brevemente de las enzimas en general, antes de que empecemos el estudio de las enzimas de la boca y del estómago. Una enzima puede definirse como un catalizador fisiológico. Por la química, ya se sabe que muchas substancias que no se combinan normalmente al ser puestas en contacto entre ellas, sí pueden reaccionar al estar presente una tercera.

Esta última substancia no entra en absoluto en la combinación, ni participa en esta reacción, pero su sola presencia parece suficiente para provocar la combinación o reacción de las otras dos. Tales substancias o agentes se llaman catalizadores, y el proceso es conocido como catálisis.

Las plantas y animales producen substancias catalíticas solubles, de naturaleza coloidal y poco resistentes al calor, las cuales se utilizan en los innumerables procesos de desintegración de los compuestos y en la elaboración de nuevos compuestos. A estas substancias se las designa con el nombre de enzimas. Se conocen varias de ellas, según parece todas de naturaleza proteica. Las únicas que nos interesan aquí son aquellas que intervienen en la digestión de los alimentos. Su función es la de reducir las complejas substancias alimenticias a compuestos más simples que puedan ser aceptados por el flujo sanguíneo y aprovechados por las células del cuerpo para la producción de nuevas células.

Enzimas y bacterias

Como la acción de las enzimas en la digestión es muy parecida a una fermentación, se supuso que estas substancias eran fermentos. Sin embargo, la fermentación es realizada por las bacterias o fermentos orgánicos, y sus productos, que difieren de los de la desintegración de los alimentos por enzimas, no son nutritivos, más bien son tóxicos. La putrefacción, que es también el resultado de la acción de estas bacterias, tampoco produce materias nutritivas, sino venenos, siendo algunos de ellos virulentos.

Especificidad de las enzimas

Cada enzima es específica en su acción. Es decir, la especificidad de las enzimas las hace actuar sólo sobre una clase de substancias alimenticias. Las enzimas que actúan sobre los carbohidratos no tienen ni pueden tener efecto sobre las proteínas, ni sobre las sales minerales o las grasas. Ellas son todavía más específicas de lo que se ha indicado. Por ejemplo, en la digestión de substancias íntimamente relacionadas, tales como los disacáridos (azúcares complejos), la enzima que actúa sobre la maltosa no puede hacerlo sobre la lactosa. El fisiólogo Howel nos dice que no existe ninguna prueba evidente de que una enzima pueda producir más de una sola clase de acción.

Esta acción específica de las enzimas es importante, pues como hay varias etapas en la digestión de los alimentos, cada etapa requiere la acción de una enzima diferente, y las diversas enzimas son capaces de realizar su trabajo, siempre que el trabajo precedente haya sido correctamente realizado por la enzima que le precede. Por ejemplo, si la pepsina no ha convertido las proteínas en peptonas, las enzimas que transforman las peptonas en aminoácidos, no serán capaces de actuar sobre las proteínas.

Enzimas y substrato
La substancia sobre la cual actúa una enzima, se llama substrato. El almidón es el substrato de la ptialina. El doctor N. Philipp Norman, profesor de gastroenterología en la *New York Polydinic Medical School and Hospital*, hace esta interesante observación: «Al estudiar la acción de las diferentes enzimas, nos llama la atención la declaración de Emir Fischer, de que debe haber una llave especial para cada cerradura. El fermento es la cerradura y el substrato es la llave. Si la llave no se ajusta exactamente a la cerradura, no hay reacción posible. Por lo tanto, ¿no es lógico creer que la mezcla de diferentes tipos de carbohidratos, grasas y proteínas en la misma comida es perjudicial para las células digestivas? Si es cierto que el mismo tipo de células produce cerraduras similares aunque no idénticas, es lógico pensar que tal mezcla sobrecarga al límite posible las funciones fisiológicas de estas células».

Fischer, que fue un famoso fisiólogo, aseguró que la especificidad de las diversas enzimas está relacionada con la estructura del substrato. Por lo visto, cada enzima está adaptada o ajustada a una determinada estructura bien definida.

La enzima de la boca
La digestión empieza en la boca. La masticación tiene por misión reducir a pequeñas partículas todos los ali-

mentos, las cuales son cuidadosamente saturadas con la saliva. Sin embargo, sólo el almidón inicia su digestión química en la boca. La saliva, que es normalmente un fluido alcalino, contiene una enzima llamada ptialina, la cual reduce el almidón a maltosa, un azúcar complejo que más tarde es descompuesto en el intestino por la maltosa y convertido en glucosa, que es un azúcar simple. Así pues, la ptialina ha preparado el trabajo de la maltosa, la cual no puede actuar directamente sobre el almidón.

La amilasa, que es una enzima de secreción pancreática, reduce también el almidón como lo hace la ptialina. De esta manera, el almidón que escapa a las fases de digestión bucal y estomacal, puede todavía ser transformado en maltosa y acrodextrina, suponiendo que no haya fermentado antes de llegar al intestino.

La ptialina es destruida por un ácido débil y también por una reacción alcalina fuerte. Puede actuar sólo en un ambiente medianamente alcalino. Es esta limitación la que da importancia a la forma en que mezclamos los almidones. Si ellos son mezclados con alimentos ácidos o que provoquen una secreción ácida en el estómago, la acción de la ptialina queda interrumpida, como veremos más adelante.

La enzima estomacal o pepsina
El jugo gástrico puede variar desde una reacción casi neutra a una reacción ácida fuerte, según sea la naturaleza del alimento ingerido. Contiene tres enzimas: la pepsina que actúa sobre las proteínas, la lipasa que tiene una acción ligera sobre las grasas, y el labfermento que coagula la leche. Sólo nos detendremos aquí en la pepsina, la cual es capaz de iniciar la digestión de todo tipo

de proteínas. Esto es importante, pues parece ser la única enzima que tiene esa característica.

Diferentes enzimas actúan en las distintas etapas de la digestión de las proteínas; pero es posible que su acción sea limitada a la fase para la cual cada una está específicamente asignada. Por ejemplo, la erepsina, contenida en los jugos intestinales y pancreáticos, no actúa sobre las proteínas complejas, sino solamente sobre péptidos y polipéptidos, reduciéndolos a aminoácidos. Sin la acción anterior de la pepsina, que reduce las proteínas a péptidos, la erepsina no podría actuar sobre el alimento proteico.

La pepsina actúa sólo en un medio ácido y es destruida por un alcalino. La baja temperatura, como cuando se ingieren bebidas heladas, retarda y hasta suspende su acción. El alcohol precipita esta enzima.

El hecho de ver, de oler o de pensar en un alimento, puede causar un aflujo de saliva, «haciéndosele a uno la boca agua». Esos mismos factores pueden originar una importante secreción gástrica, es decir, «hacérsele a uno el estómago agua». El sabor del alimento, sin embargo es lo más importante para causar un aflujo de saliva. El fisiólogo Carlson fracasó en repetidos esfuerzos para causar un flujo de jugo gástrico haciendo masticar diferentes substancias o irritando las mucosas bucales mediante substancias no comestibles. En otras palabras, no se producen secreciones cuando las substancias que se ponen en la boca no pueden ser digeridas. Existe una acción selectiva por parte del organismo y, como veremos más tarde, las reacciones difieren según el tipo de alimento.

Por otro lado, en sus experimentos al estudiar los «reflejos condicionados», Pavlov observó que no es necesario poner un alimento en la boca para provocar el flujo gástrico. El simple hecho de enseñarle a un perro un alimento sabroso, basta para generar esta secreción. Descubrió que hasta los ruidos, o alguna otra acción, asociados a la comida o a la hora de la comida, ocasionaban el mismo resultado.

Adaptación de las secreciones

Es necesario dedicar unos párrafos a un breve estudio de la capacidad del cuerpo para adaptar sus secreciones a las diferentes clases de alimentos. Más tarde discutiremos la limitación de este poder. En *Physiology in Modem Medecine,* McLeod's dice: «Los experimentos de Pavlov sobre las respuestas gástricas de los perros a la carne, al pan y a la leche, han sido ampliamente citados. Resultan interesantes porque son la evidencia de que el mecanismo de la secreción gástrica tiene la facultad de adaptarse a los alimentos».

Esta adaptación se debe a las secreciones gástricas de unos cinco millones de glándulas microscópicas que cubren las paredes internas del estómago, cada una de las cuales segrega una parte distinta del jugo gástrico. Las variables cantidades y proporciones de los diversos elementos que entran en la composición del jugo gástrico, hacen que éste pueda tener múltiples propiedades y que se adapte a la digestión de diversas clases de alimentos. Es por eso que, según las necesidades, el jugo gástrico puede ser de reacción casi neutra, o ligeramente ácida, o fuertemente ácida, y puede contener mayor o menor proporción de pepsina. Está también el factor tiempo: el carácter del jugo gástrico puede ser muy diferente en un momento dado de la digestión que en otro, pues va atendiendo a los diversos requerimientos del alimento.

Ocurre también una adaptación similar de la saliva a los diferentes alimentos y necesidades digestivas. Por ejemplo, los ácidos débiles originan un copioso flujo de saliva, mientras que los alcalinos suaves no causan ninguno.

Incluso substancias desagradables y nocivas provocan una secreción salivar, en este caso para expulsar la materia indeseable. Los fisiólogos destacan que la acción de por lo menos dos tipos diferentes de glándulas bucales, puede traer una gama considerable de variaciones correspondiente al carácter de la secreción compuesta que resulta al final.

Un excelente ejemplo de esta habilidad del cuerpo para modificar y adaptar sus secreciones: a las diversas necesidades de los diferentes alimentos nos lo suministra el perro. Si le damos carne fresca, hay secreción de una saliva viscosa y espesa, principalmente de la glándula submaxilar. Si le damos polvo de carne seca, se producirá una copiosa y acuosa secreción procedente de las parótidas. La secreción espesa sirve de lubricante al bolo alimenticio, facilitando su deglución, mientras que la secreción acuosa sólo arrastra el polvo de carne seca fuera de la boca. Así vemos que la característica de jugo producido, es determinada por el propósito al que debe servir.

Tal como lo hemos dicho, la ptialina no actúa sobre el azúcar. Cuando tomamos azúcar, se produce abundante saliva, pero ésta no contiene ptialina. Al correr almidones empapados, no se produce saliva. La ptialina tampoco se produce al ingerir carne o grasa. Estas adaptaciones evidentes son sólo unas pocas de las muchas que podrían citarse, y parece probable que exista una gama más amplia de adaptaciones en la secreción gástrica que en la salivar.

Los fisiólogos acostumbran a pasar por alto estos hechos o a menospreciarlos. Sin embargo, hay que darles importancia cuando uno quiere conseguir una mejor digestión. Volveremos sobre el tema con más detalle en las páginas siguientes.

Antes de cerrar este capítulo, recalquemos que, antiguamente, el hombre, como los animales inferiores, debía evitar instintivamente las erróneas combinaciones de alimentos, ya que todavía existen vestigios de esas viejas prácticas instintivas.

Pero, al haber encendido las antorchas del intelecto a las ruinas del instinto, el hombre se ha visto obligado a buscar su camino en un desconcertante laberinto de influencias y circunstancias penosas, mediante los torpes métodos de la prueba y del error. Esto fue así hasta que se reencontraron los suficientes conocimientos y principios válidos que le permitieron dirigirse a la luz del saber.

Por lo tanto, ¿por qué ignorar la gran cantidad de conocimientos fisiológicos relativos a la digestión, penosamente acumulados, o restarles importancia como es la práctica habitual entre los fisiólogos profesionales? A nosotros nos corresponde hacer pleno y correcto uso de tales conocimientos, puesto que la fisiología de la digestión puede llevarnos a hábitos alimentarios que favorecen una mejor digestión, por lo tanto, una mejor nutrición. Sólo el tonto descuidará esta ciencia y menospreciará el valor inmenso que representa para todos, tanto en la salud como en la enfermedad.

NOTA (A.T.):
Algunos alimentos figuran en dos o más secciones. Por ejemplo, las leguminosas y los cereales se encuentran a la vez entre los carbohidratos y los prótidos, porque contienen una cantidad importante de ambos componentes. Las nueces contienen a la vez proteínas y grasas. Sin embargo, los cereales y las leguminosas son ante todo amiláceos, y las diversas nueces, frutos oleaginosos.

La digestibilidad de un alimento depende de sus componentes, y su composición indica de qué manera se debe clasificar para determinar las combinaciones que le serán más favorables. A continuación, damos la composición (en tanto por ciento) de varios alimentos:

	Glúcidos	Prótidos	Lípidos
Garbanzos	63	23	—
Habas	57	25	—
Lentejas	56	23	—
Trigo	69	10 a 12	—
Arroz	73	8	—
Nueces	50	10	20
Avellanas	60	16	15
Almendras	54	20	17
Coco	40	4	3

Se puede comprobar que las leguminosas contienen un alto porcentaje de proteínas, y que esta proporción disminuye en los cereales, elevándose en este caso el contenido en almidón. El arroz parece, a primera vista, de más fácil digestión que los demás cereales. Las castañas son todavía más digeribles, puesto que contienen sólo un 3 % de proteínas y un 44 % de almidón. La soja es ciertamente la leguminosa más difícil de digerir, ya que contiene un 24 % de almidón, un 37 % de proteínas y un 18 % de grasa.

La digestión de los frutos azoados (u oleaginosos) es más larga –aunque en ningún modo anormal– que la de las frutas acuosas tomadas solas, o de las frutas dulces secas. Sin embargo, la composición de estos alimentos es bastante armoniosa.

Si la naturaleza produjera gran cantidad de alimentos con una proporción casi idéntica de lípidos, de prótidos y de glúcidos, nuestro sistema digestivo sería probablemente distinto. Sin embargo, tales mezclas apenas se encuentran en los alimentos naturales, los cuales son generalmente ricos en un solo y determinado elemento. Los alimentos equilibrados en los tres componentes son muy difíciles de digerir. La digestibilidad aumenta a la vez que la preponderancia de un solo elemento.

CAPITULO

Combinaciones correctas e incorrectas

¿Qué combinaciones de alimentos sobrepasan las limitaciones de nuestras enzimas? Para responder a esta pregunta, será necesario comentar, una por una, todas las combinaciones posibles y discutir brevemente sus relaciones con los fenómenos de la digestión expuestos en el capítulo anterior. Tal estudio será a la vez interesante e instructivo para el lector.

Combinaciones de ácidos con almidones

Hemos visto que cualquier ácido destruye la ptialina de la saliva. Ahora bien, con esta destrucción, la digestión de los almidones queda detenida. El fisiólogo Stiles dice: «Si la mezcla de alimentos es completamente ácida al principio, no se entiende cómo la saliva podría producir cualquier tipo de hidrólisis (digestión enzimática del almidón)». Sin embargo, comemos constantemente frutas ácidas seguidas de cereales, y parece que todo funciona bien. La razón de ello es que el almidón que no se digiere en esta etapa, más adelante será reducido por el jugo pancreático y el resultado final puede ser, a pesar de todo, satisfactorio. Pero es razonable suponer que cuanto más completo sea el trabajo hecho por la saliva, más aliviada quedará la tarea para las otras secreciones, y mayor será la perfección del trabajo digestivo.

En *Textbook of Physiology*, Howel afirma que «*la lipasa gástrica es destruida rápidamente por un porcentaje del 0'25 de* ácido clorhídrico (HCL), de tal manera que, si bien esta lipasa tiene un papel importante en la digestión gástrica, su acción, al igual que la de la ptialina, debe ser limitada a la fase inicial de la digestión, es decir, antes de que el contenido del estómago llegue a su grado de acidez normal» (subrayado por el doctor Shelton).

El ácido oxálico diluido en la proporción de una parte por diez mil, detiene completamente la acción de la ptialina. En una o dos cucharaditas de vinagre, existe el suficiente ácido acético para suspender totalmente la digestión salivar. Los ácidos de los tomates, bayas, naranjas, pomelos, limones, piñas, manzanas agrias, uvas agrias y otras frutas ácidas o agrias, son suficientes para destruir la ptialina de la saliva y, por lo tanto, suspender la digestión del almidón. Sin aparentemente comprender por qué, el doctor Percy Howe, de Harvard, dice: «Mucha gente que no puede comer naranjas en la comida no tiene inconvenientes si las toma de quince a treinta minutos antes».

Todos los fisiólogos concuerdan en el hecho de que los ácidos, aunque sean débiles, destruyen la ptialina.

Entonces, hasta que pueda ser demostrado que la saliva es capaz de digerir el almidón sin la presencia de la ptialina, tendremos que continuar insistiendo en que la combinación de alimentos ácidos con almidones, es indigerible. Las jactanciosas afirmaciones de las personas que nunca han estudiado con seriedad la nutrición humana, indicando que cualquier combinación de alimentos que se desee y guste es perfectamente correcta; es prueba de ignorancia o prejuicio cegado por la intolerancia.

Por lo tanto, nuestra regla es la siguiente:

TOMAR ÁCIDOS Y ALMIDONES
EN COMIDAS SEPARADAS

Combinaciones de proteínas con almidones

Chittenden demostró que el ácido clorhídrico libre, en un porcentaje de sólo 0,003 %, es suficiente para suspender la acción de la ptialina sobre el almidón (amilolisis), y que un leve aumento de esa acidez no sólo detiene esta acción, sino que destruye la enzima. Acabamos de mencionar a Howell con respecto a la lipasa gástrica y a la destrucción de esta última por el ácido clorhídrico. Ahora sólo nos interesa la destrucción de la ptialina por el mismo ácido.

El fisiólogo Stiles afirma: «El ácido, que favorece mucho la digestión gástrica, perjudica por completo la digestión salivar». De la pepsina, dice: «La capacidad de esta enzima para digerir proteínas se manifiesta sólo en presencia de una reacción ácida, y se pierde por completo cuando la mezcla es alcalina. Por lo tanto, las condiciones que permiten la digestión péptica son las que impiden la acción de la saliva». Dice de la ptialina: «Esta enzima es extremadamente sensible al ácido. Puesto que el jugo gástrico es muy ácido, es obvio que la digestión salivar debe detenerse en el estómago». El jugo gástrico destruye la ptialina, y por lo tanto, inhibe la digestión del almidón. Entonces, ¿cómo podemos llegar a digerir los farináceos?

La respuesta a esta pregunta la encontramos en la facultad del sistema digestivo de adaptar sus secreciones a los requerimientos de determinados alimentos, por supuesto, siempre que respetemos las limitaciones de este mecanismo de adaptación.

El doctor Richard C. Cabot, de Harvard, que nunca defendió ni combatió ningún método especial de combinación de alimentos, escribe: «Cuando comemos carbohidratos, el estómago segrega el jugo adecuado, de composición diferente al que segrega si le llegan proteínas. De este modo es cómo el estómago responde a la peculiar demanda que se le hace. Este es uno de los numerosos ejemplos de que órganos –que creemos, sin razón, inconscientes y desprovistos de alma– efectúan una elección y toman, por propia voluntad, una iniciativa inteligente». Aquí está el secreto:

CUANDO TOMAMOS ALMIDONES, EL ESTOMAGO SEGREGA UNA CLASE DIFERENTE DE JUGO QUE CUANDO TOMAMOS ALIMENTOS PROTEICOS

Pavlov ha demostrado:
- Que cada clase de alimento provoca una actividad particular de las glándulas digestivas.
- Que la eficacia del jugo gástrico varía con la calidad del alimento.
- Que son necesarias adaptaciones especiales de la actividad de las glándulas para los diferentes alimentos.
- Que el jugo gástrico más fuerte es vertido en el momento en que es más necesario.

Cuando comemos pan, se vierte poco ácido clorhídrico en el estómago, y el jugo segregado es casi de reacción neutra. Sin embargo, una vez digerido el almidón del pan, un flujo de ácido clorhídrico llena el estómago para digerir las proteínas. Así pues, los dos procesos –la digestión del almidón y la de las proteínas– no se producen simultáneamente con eficiencia, ya que el carácter de las secreciones y el momento propicio de su intervención deben poder ajustarse fácil y minuciosamente a las exigencias del complejo alimento ingerido.

Aquí está la respuesta a aquellos que hacen caso omiso de las combinaciones con el pretexto de que «la naturaleza combina varias substancias en el mismo alimento». Hay una gran diferencia entre la digestión de un alimento, por muy compleja que sea su composición, y la digestión de una mezcla de diferentes alimentos. Para un alimento único que contiene una combinación de almidón y proteínas, el cuerpo puede ajustar sus jugos fácilmente, tanto en su intensidad como en el momento de su intervención, a los requerimientos digestivos del mismo. Pero cuando se comen juntos dos alimentos con diferentes y hasta opuestas necesidades digestivas, ese ajuste exacto de los jugos a los requerimientos del alimento se hace imposible. Si comemos carne y pan juntos, he aquí lo que ocurre: en lugar del jugo gástrico casi neutral que debería verterse en el estómago durante las primeras dos horas de la digestión, se vierte enseguida un jugo altamente ácido, y la digestión del almidón se inhibe casi de inmediato.

Siempre hay que tener en cuenta que, fisiológicamente, las primeras fases de la digestión de almidones y proteínas tienen lugar en medios opuestos: el almidón requiere un medio alcalino y las proteínas un medio ácido. Sobre este punto, V. H. Mottran, profesor de fisiología en la Universidad de Londres, afirma, en su obra *Physiology*, que cuando el alimento se pone en contacto con el jugo gástrico, ya no es posible continuar la digestión salivar. Dice: «El jugo gástrico digiere las proteínas, y la saliva, el almidón. Por lo tanto, es obvio que para una digestión correcta y eficaz, los alimentos proteicos deben comerse primero, y los que tienen sólo almidón, después, como se suele hacer. La carne antes del pudín es lo más conveniente».

Mottran añade estos comentarios: «Es en el extremo inferior del estómago (distal) donde se produce la agitación estomacal que mezcla el alimento con el jugo gástrico. Pero, en la parte superior del estómago, el alimento está aún bajo la influencia de la saliva. Cuando llegue a la parte activa del estómago y entre en contacto con el jugo gástrico ácido, la acción salivar se verá imposibilitada». En otras palabras, si se come primero el alimento proteico y luego el que contiene almidón, las proteínas se digerirían en la parte inferior del estómago y el almidón en la parte superior. No obstante, incluso si suponemos que hay alguna línea de demarcación entre los alimentos en el estómago, es todavía cierto que la gente en general, ni instintivamente ni de otra manera, consume las proteínas y los almidones del modo que propone Mottran. Quizás en Inglaterra se suela iniciar la comida con carne y terminarla con un postre hecho con harina, pero la costumbre general, en todas partes, es comer los alimentos proteicos y los que contienen almidón juntos. Cuando la gente come carne, huevos o queso, agrega siempre pan a la proteína. Los perros calientes, bocadillos de jamón, hamburguesas, tostadas con huevo, jamón y pan blanco o moreno, he aquí las mezclas que la mayoría suele ingerir, con el resultado de que proteínas y almidones se encuentran completamente mezclados en ambas partes del estómago.

Howell hizo una declaración similar, diciendo: «Una cuestión de importancia práctica es saber en qué medida la digestión salivar afecta a los alimentos con almidón en circunstancias normales. La masticación debería empapar completamente el alimento con saliva, pero el bolo alimenticio es tragado tan rápidamente que la enzima no puede acabar su acción. Luego, el jugo gástrico es lo bastante ácido como para destruir la ptialina. Por ello, se suponía antes que la digestión salivar quedaba interrumpida al entrar el alimento en el estómago, y que sólo tenía entonces poco valor como operación digestiva. Experimentos más recientes han demostrado, por el contrario, que parte del alimento de una comida común puede permanecer en el fondo del estómago más de una hora sin ser alcanzado por la secreción ácida. Por lo tanto, existen razones para creer que la digestión salivar puede en cierta medida continuar en el estómago».

Es obvio que la digestión salivar puede continuar en el estómago en cierta medida, aunque sólo en una pequeña parte del alimento ingerido, sobre todo si se trata de mezclas habituales, tales como pan con carne, pan con huevos, pan con queso, pan con otra proteína, o patatas con proteínas. Cuando se come una hamburguesa o un perro caliente, no se come primero la carne y luego el pan. Se comen juntos, y se mastican e ingieren juntos. Que yo sepa, el estómago no posee ningún mecanismo para separar estas substancias tan íntimamente mezcladas y colocarlas luego en compartimentos diferentes.

Es bien seguro que los animales tienden a tomar un solo alimento en cada comida. El carnívoro nunca mezcla almidones con proteínas. Los pájaros consumen insectos en ciertos momentos del día y semillas en otros. Esta es sin duda la mejor conducta que el ser humano debería imitar, pues el plan sugerido por Mottran (comer primero el alimento proteico y luego el amiláceo) no puede dar resultados satisfactorios.

Sobre la base de los hechos fisiológicos que aquí hemos presentado, ofrecemos nuestra segunda regla para la combinación de los alimentos. Esta es:

TOMAR PROTEÍNAS Y CARBOHIDRATOS EN COMIDAS SEPARADAS

Esto quiere decir que los cereales, el pan, las patatas y otros alimentos con almidón, no deben tomarse a la vez que huevos, carne, queso, nueces y otros alimentos proteicos.

Combinaciones de proteínas con proteínas
La digestión de dos proteínas que difieren por su composición y carácter, asociadas con otros factores alimentarios, requiere de las secreciones unas modificaciones y un tiempo de actuación peculiar para cada proteína. Por ejemplo, el jugo más fuerte se vierte sobre la leche en la última hora de la digestión y sobre la carne en la primera. ¿No tendría importancia esta secuencia específica? Ignoramos habitualmente estos factores, a los cuales los fisiólogos profesionales no les dan ninguna significación. Sin embargo, ya que los huevos reciben la secreción más concentrada en un momento distinto al de la carne o al de la leche, parece lógico suponer que los huevos no deberían comerse con carne o con leche. ¡Qué daño se hace a los enfermos tuberculosos alimentándolos con la abominable combinación de huevos y leche! Podemos agregar de paso, que desde hace siglos, los judíos ortodoxos se abstienen de tomar carne y leche en la misma comida.

El hecho es que el proceso digestivo se modifica para atender a los requerimientos de cada alimento proteico, pero le resulta imposible hacerlo tanto como para atender a las necesidades de dos proteínas distintas en la misma comida. Esto no significa que dos tipos de carne no puedan comerse juntos, o que diferentes clases de nueces no puedan tomarse al mismo tiempo, pero sí significa que no deberían combinarse alimentos proteínicos como carne y huevos, carne y nueces, carne y queso, huevos y leche, huevos y nueces, queso y nueces, leche y nueces, etc. Una sola clase de proteínas en la misma comida proporcionará a la fuerza una digestión más eficiente. Por lo tanto, nuestra regla será:

TOMAR UN SOLO ALIMENTO
QUE CONTENGA UNA PROTEÍNA
CONCENTRADA EN LA MISMA COMIDA

Esta regla ha sido objetada diciendo que las diversas proteínas contienen distintos aminoácidos, y como el cuerpo humano requiere cantidades adecuadas de cada uno de éstos, es necesario consumir más de una proteína, a fin de asegurar un suministro suficiente de aminoácidos. Pero, como la mayoría de la gente come más de una vez al día, y como existen proteínas en casi todo lo que comemos, dicha objeción no es válida. No es imprescindible consumir en una sola comida todas las proteínas que necesitamos diariamente.

Combinaciones de ácidos con proteínas
La pepsina reduce las proteínas complejas en elementos más simples, mediante un arduo trabajo digestivo: es la primera fase de la digestión de las proteínas. La pepsina actúa solamente en un medio ácido; su acción es detenida por los alcalinos. La composición del jugo gástrico puede variar de ser casi neutro a ser muy ácido, según sea el alimento que llega al estómago. En el caso de los alimentos proteicos, el jugo gástrico es ácido, pues es necesario un medio favorable para la acción de la pepsina.

Como la pepsina solamente es activa en un medio ácido, se comete el error de creer que agregando alimentos ácidos, estos ayudarán a la digestión de las proteínas. En realidad, sucede lo contrario, pues estos ácidos, inhibiendo la digestión de las proteínas, dificultan la secreción del jugo gástrico. Las frutas y los medicamentos ácidos perturban la digestión normal, ya sea destruyendo la pepsina o deteniendo su secreción. La presencia de algún ácido en el estómago o en la boca, impide el vertido de jugo gástrico. El famoso fisiólogo ruso Pavlov demostró claramente la influencia inhibidora de los ácidos -tanto los de las frutas ácidas como los de los residuos ácidos de la fermentación- sobre la digestión. La digestión de las proteínas requiere imperativamente un jugo gástrico adecuado en cantidad y acidez, y los ácidos de las frutas, al obstaculizar esta secreción, contrarrestan seriamente la digestión de las proteínas produciendo su putrefacción.

El estómago sano segrega todo el ácido que requiere la pepsina para digerir una cantidad razonable de proteínas. Un estómago deteriorado puede segregar demasiado ácido (hiperacidez) o una cantidad insuficiente (hipoacidez). En ningún caso, la ingestión de ácidos ayuda a la digestión. Aunque la pepsina sólo es activa en presencia del ácido clorhídrico (y no existe prueba alguna de que otros ácidos favorezcan la tarea de la enzima), una acidez gástrica excesiva detiene su acción, e incluso la destruye.

Basándonos en estas sencillas normas de la fisiología de la digestión, nuestra regla será:

TOMAR LAS PROTEÍNAS Y LOS ÁCIDOS
EN COMIDAS SEPARADAS

Cuando consideramos el proceso de la digestión de las proteínas y el indudable efecto inhibidor de los ácidos sobre la secreción gástrica, comprendemos de inmediato el error de consumir zumo de piña, de pomelo o de tomate, con carne, como lo recomiendan unos pseudoespecialistas en dietética. Otro error es el de batir huevos en zumo de naranja para hacer los «cocktails» recomendados por otros bromólogos de la misma incompetencia.

El zumo de limón, el vinagre u otro ácido utilizados para aliñar las ensaladas que se toman con un producto proteico, producen una repentina detención de la secreción del ácido clorhídrico, lo que impide la correcta digestión de las proteínas.

Aunque tomar nueces o queso con frutas ácidas no es una combinación ideal, podemos hacer una excepción a la regla anterior en el caso de estos dos alimentos. Tanto las nueces como el queso contienen considerable cantidad de aceite y de grasa o de crema, y por ello, son casi las únicas excepciones a la regla de que, cuando ácidos y proteínas se comen juntos, producen substancias putrefactas. Estos alimentos no se descomponen tan rápidamente como otros de tipo proteico cuando no son digeridos de inmediato. Además, los ácidos no demoran la digestión de las nueces o del queso, ya que éstos contienen grasa en cantidad suficiente como para detener la secreción gástrica por un tiempo más largo del efecto de los ácidos.

Combinaciones de grasa con proteínas
El profesor Mc.Leod, en su obra *Physiology in Modern Medicine*, dice: «Se ha demostrado que la grasa ejerce una marcada influencia inhibitoria sobre la secreción del

jugo gástrico: la presencia de aceite en el estómago demora la secreción gástrica que debe verterse sobre el siguiente alimento, el cual, en condiciones normales seria digerido de inmediato». Esta es una importante verdad fisiológica, cuyo profundo significado ha sido raramente comprendido. La mayor parte de aquellos que escriben sobre combinaciones alimentarias ignoran el efecto deprimente de la grasa sobre la secreción gástrica: La presencia de grasa en el alimento reduce el volumen de secreción gástrica generada por el apetito, disminuye la cantidad de «secreción química», aminora la actividad de las glándulas gástricas, reduce la cantidad de pepsina y de ácido clorhídrico en el jugo gástrico, y puede debilitar el tono gástrico hasta un 50 %. Este efecto inhibidor puede durar dos o más horas.

Esto significa que se debería evitar tomar grasa en una comida que comporta proteínas. En otras palabras, alimentos tales como crema, mantequilla, -toda clase de aceites, salsas con mucha grasa, carnes grasas, etc., no deberían consumirse junto con nueces, quesos, huevos y carne. Debemos tener en cuenta que los alimentos que normalmente contienen grasa, como nueces, quesos o leche, requieren más tiempo para ser digeridos que otros alimentos proteicos que no la contienen.

Nuestra cuarta regla, por lo tanto, es:

TOMAR GRASAS Y PROTEÍNAS
EN COMIDAS SEPARADAS

Conviene saber que abundantes vegetales verdes, sobre todo si están crudos, contrarrestan el efecto inhibidor de la grasa. Por lo tanto, si debemos tomar grasas con proteínas, podremos compensar dicho efecto inhibidor sobre la digestión de las proteínas consumiendo mucha verdura en la comida.

Combinaciones de azúcares con proteínas
Todos los azúcares –azúcares industriales, jarabes, dulces de frutas, miel, etc.–, tienen un efecto inhibidor sobre la secreción del jugo gástrico y sobre la actividad estomacal. Esto concuerda con la recomendación que dan las madres a sus hijos de no tomar dulces antes de las comidas, ya que «se les irá el apetito». En efecto, los azúcares tomados con proteínas impiden la digestión de estas últimas.

Los azúcares no sufren digestión alguna en la boca, ni siquiera en el estómago, sino sólo en el intestino. Si se toman solos, no permanecen mucho tiempo en el estómago, y pasan rápidamente al intestino. Asociados con otros alimentos, ya sean proteicos o amiláceos, se quedan en el estómago mucho más tiempo, aguardando la digestión de los otros alimentos. Durante esta espera, es cuando se produce la fermentación.

Basada en estas simples realidades, nuestra regla es:

TOMAR AZÚCARES Y PROTEÍNAS
EN COMIDAS SEPARADAS

Combinaciones de azúcares con almidones
La digestión del almidón empieza normalmente en la boca y continúa, si las condiciones son adecuadas, en el estómago durante algún tiempo. Como ya he dicho, los azúcares sólo se digieren en el intestino delgado. Cuando tomamos azúcares solos, pasan rápidamente del estómago al intestino. Tomados con otros alimentos, permanecen en el estómago por algún tiempo, hasta que se completa la digestión de los otros alimen-

tos. Como los azúcares tienden a fermentar muy rápidamente en las condiciones de calor y humedad que existen en el estómago, ese tipo de espera casi garantiza la fermentación ácida.

Las jaleas, compotas, mantecas de frutas, azúcares industriales (blancos o morenos, de caña, de remolacha o lácticos), miel de abeja, melaza, jarabes, etc., agregados a tortas, pan, pasteles, cereales, patatas, etc., producen fermentación. La regularidad con que millones de personas toman cereales con azúcar como desayuno, y como consecuencia sufren acidez de estómago, eructos ácidos y otras evidencias de indigestión, sería divertida si no fuera tan trágica. Las frutas dulces con almidones también producen fermentación. El pan relleno de dátiles, uvas pasas, higos, etc., tan popular entre los clientes de las tiendas de «alimentos sanos», son abominaciones dietéticas. Muchas personas interesadas en la vida sana creen que si se utiliza miel, en lugar de azúcar, se evita la incompatibilidad, pero en realidad no es así. Miel con tortas calientes, jarabes con tortas, pasteles calientes, etc., producirán casi seguro fermentaciones.

Se ha comprobado que, al ingerir azúcar con almidón, se obstaculiza infaliblemente la digestión de este último. Cuando ponemos azúcar en la boca, aparece una copiosa saliva, que sin embargo no contiene ptialina, pues ésta no actúa sobre el azúcar. Si el almidón está envuelto con azúcar, miel, jarabes, jalea, compota, etc., éstos impedirán la adaptación de la saliva a la digestión del almidón. Habrá poca o ninguna segregación de ptialina y la digestión del almidón no tendrá lugar.

El comandante Reginald F. E. Austin, médico, afirma: «Alimentos saludables cuando se consumen solos o en determinadas combinaciones, pueden ser dañinos en otras. Por ejemplo, pan y mantequilla comidos juntos no causan trastornos digestivos, pero él hecho de agregar azúcar, compota o mermelada, puede ocasionar dificultades, porque el azúcar será tratado primero y la conversión del almidón en azúcar quedará demorada. Las mezclas de almidón y azúcar, por lo tanto, provocan fermentaciones con sus consecuentes secuelas.

Sobre este hecho basamos nuestra regla:

TOMAR ALMIDONES Y AZÚCARES
EN COMIDAS SEPARADAS

Los melones

Mucha gente se queja de que los melones no les sientan bien; algunas de esas personas, deseando demostrar que sus conocimientos están al día, dicen que son alérgicas a ellos. Yo he recetado melones en cantidad a cientos de estas personas y no tuvieron nunca problemas por ello, sino que se demostró que su supuesta alergia era producto de su imaginación. El melón es un alimento tan saludable y tan fácil de digerir que hasta los estómagos más sensibles pueden digerirlo sin dificultad.

De hecho, ocurre a menudo que la ingestión de melón tiene como consecuencia trastornos e incluso indisposiciones penosas. La razón de esto es que los melones no se digieren en el estómago. La escasa digestión que requieren tiene lugar en el intestino. Al tomarse correctamente, sólo permanecen en el estómago unos pocos minutos y luego pasan al intestino. Pero si se ingieren con alimentos que requieren una larga permanencia en el estómago para la digestión salivar o gástrica, los melones también quedan retenidos. Como se descomponen muy rápidamente cuando se les corta y se les coloca en un lugar caliente, tienden a producir gases y molestias al comerlos con la mayoría de los demás alimentos.

Un paciente me decía que cada vez que comía un melón, sentía un dolor agudo en el abdomen, gases y otras molestias. Estaba desolado porque nunca le sentaban bien, y no los podía comer. Le hice tomar a este paciente melones en abundancia, y no le produjeron gases, ni dolores, ni molestias. ¿Cómo logré esto? Sencillamente, comía todos los melones que deseaba en una comida separada. Descubrió de inmediato que los melones le sentaban bien y que no era alérgico a ellos.

De estos hechos se deduce la regla:

TOMAR LOS MELONES SOLOS

Esto significa que toda variedad de melones y sandías deben tomarse solos. No deberían tomarse entre comidas, pero sí como una comida. Una comida de melón es deliciosa.

He tratado de asociar melones con fruta fresca, y no parece haber razón que se oponga a esta combinación, si se desea.

La leche
La regla de la naturaleza para todas las especies de mamíferos es que el recién nacido tome sólo leche. En efecto, en los primeros años de vida, los jóvenes mamíferos no toman otro alimento que no sea leche. Luego empiezan a tomar otros alimentos, pero siempre por separado. Finalmente, llega el día en que son destetados, tras lo cual nunca vuelven a tomar leche. La leche, alimento del bebé, no es necesaria después del período normal de lactancia. La industria lechera y la profesión

médica nos enseñan que necesitamos un litro de leche al día durante toda nuestra vida, como si nunca hubiésemos de ser destetados, siendo lactantes toda nuestra vida. Esto es una propaganda comercial y no responde a una necesidad humana.

Debido a las proteínas y a la grasa (en forma de crema) que contiene, la leche se combina bastante mal con todos los alimentos. Sólo se combina bastante bien con las frutas ácidas. Cuando la leche llega al estómago, cuaja coagulándose en forma de grumos, y estos tienden a envolver las partículas de los otros alimentos, aislándolas así del jugo gástrico y paralizando su digestión hasta que los grumos de leche sean digeridos.

Nuestra regla con respecto a la leche, es, pues:

TOMAR LA LECHE SOLA
O NO TOMARLA EN ABSOLUTO

A los niños, puede dárseles algo de fruta media hora antes de la leche. No se debería tomar la leche con fruta excepto en el caso de que sea ácida. Los judíos ortodoxos siguen una excelente regla cuando rehusan tomar leche con carne. Su combinación con cereales u otro almidón es igualmente desaconsejable.

Los postres
Los pasteles, tartas, púdines, helados, frutas hervidas, etc., tomados al final de la comida, cuando el hambre ha desaparecido porque, a menudo, se come demasiado, combinan mal con casi todo cuanto se haya ingerido. No sirven para nada y no son necesarios. No debería haber sino una regla con referencia a ellos:

ELIMINAR LOS POSTRES

El doctor Tilden solía aconsejar que si queremos tomar un trozo de pastel, lo comamos solamente después de una abundante ensalada de vegetales crudos, sin más, y después de esto dejar pasar de largo la siguiente comida. El doctor Harvey W. Wiley advirtió una vez, que no se trataba de discutir el valor alimenticio del pastel, sino su simple digestibilidad. Efectivamente, tomado después de una comida normal, como de costumbre, no puede digerirse bien. Lo mismo puede decirse de otros postres. Los postres fríos, como por ejemplo los helados, significan otra barrera más al proceso digestivo, la del frío.

CAPITULO

La digestión de los alimentos

La fermentación gastrointestinal
En su *Textbook of Physiology*, Howell afirma: «La putrefacción de las proteínas en el intestino delgado es un fenómeno normal y constante». Indica también: «Reconociendo que la fermentación gastrointestinal debido a las bacterias es un hecho normal, nos preguntamos si ese proceso es en alguna forma necesario para la digestión y la nutrición normal.» Después de discutir extensamente esa cuestión y hacer referencia a experimentos que se han realizado, Howell no llega a ninguna conclusión definitiva, sino que «parece prudente adoptar la opinión tradicional de que, si bien la presencia de bacterias no causa ningún beneficio real, el organismo humano se adapta, en las condiciones habituales, y neutraliza su acción dañina.»

Además, señala claramente que las bacterias de la putrefacción reducen las proteínas a aminoácidos, pero que su acción no se detiene ahí. Destruyen estos mismos aminoácidos y generan, como producto final de sus actividades, los siguientes venenos: indol, escatol, fenol, ácidos fenilpropiónico y fenilacético, ácidos grasos, dióxidos de carbono, hidrógeno, sulfito de hidrógeno, etc. Agrega que «una parte de estos productos es evacuada con las heces, mientras que otra es absorbida y luego expulsada por la orina». Finalmente dice: «Otras substancias más o menos tóxicas, que pertenecen al grupo de las aminas, resultan con toda seguridad de la acción posterior de las bacterias sobre los aminoácidos en la molécula proteica».

No parece lógico suponer que dicho proceso de formación de toxinas sea normal o necesario para la digestión. En mi opinión, Howell y otros fisiólogos han confundido simplemente un hecho casi universal y común entre la gente civilizada, con un hecho normal. No se han preguntado cuál es la causa de la fermentación y putrefacción en el canal digestivo. Que sean una fuente de envenenamiento, esto lo admiten, y Howell todavía va más lejos al decir: «Es bien conocido que una excesiva acción bacteriana puede provocar trastornos intestinales, tales como diarreas, e incluso perjudicar más seriamente la nutrición, debido a la formación de productos tóxicos, tales como las aminas». Pero deja sin definir qué quiere decir con «excesiva acción bacteriana».

Sigo defendiendo que es una aberración aceptar simples observaciones comunes como algo normal. El mero hecho de que la putrefacción de las proteínas sea casi universal en el colon de la gente civilizada, no es en sí mismo suficiente razón para deducir que este fenómeno es normal. Primero es necesario preguntarse por qué es tan común la putrefacción de las proteínas, y luego encontrar una respuesta a esta pregunta. También sería conveniente plantearse si la putrefacción tiene algún propósito útil.

Causas y efectos de la fermentación

Esta putrefacción y fermentación, tan comunes, ¿no serán debidas a la sobrealimentación, a erróneas combinaciones de alimentos, a comer proteínas no específicas, a comer bajo condiciones emocionales y físicas que retardan o suspenden la digestión (fatiga, trabajo excesivo, preocupaciones, temor, ansiedad, dolores, fiebre, inflamaciones, etc.)? O tal vez, ¿no será el resultado de la digestión perturbada por cualquier causa? ¿Debemos aceptar siempre que las actuales costumbres alimentarias del ser humano civilizado son normales e intangibles? ¿Por qué debemos aceptar como normal lo que encontramos en una raza de seres enfermos y debilitados? Las heces nauseabundas, líquidas, duras y compactas, parecidas a piedras, los gases pútridos, colitis, hemorroides, sangre en las heces, la necesidad de utilizar papel higiénico y otras cosas por el estilo que estorban la vida diaria, han sido colocadas en la órbita de lo normal al asegurar que la putrefacción es un hecho normal en el colon humano. En otras palabras, se nos lava el cerebro de mil maneras para que aceptemos el mito de que «cualquier cosa que sucede siempre, es correcta».

Que existan animales que no presenten putrefacción intestinal, que haya hombres y mujeres cuya alimentación y hábitos de vida produzcan heces inodoras, sin gases, que un cambio en los hábitos produzca un cambio en los resultados, etc., todo esto no parece tener ninguna importancia para los fisiólogos, quienes han aceptado el absurdo axioma de que sólo la costumbre general merece consideración. Howell acepta como normal la condición séptica general que reina en el colon de los seres humanos, e ignora completamente las causas que producen y mantienen esta condición.

Del tubo digestivo, la corriente sanguínea debería recibir agua, aminoácidos, ácidos grasos, glicerol, monosacáridos, minerales y vitaminas, y no alcohol, ácido acético, ptomaínas, leucomaínas, sulfito de hidrógeno, etc. El organismo debería recibir materiales nutritivos, y no venenos.

Los almidones y azúcares complejos, una vez digeridos, son transformados en azúcares simples llamados monosacáridos, que son substancias utilizables, por lo tanto, nutritivas. Cuando los almidones y los azúcares fermentan, se descomponen en dióxido de carbono, ácido acético, alcohol y agua, substancias que son inutilizables, pues son tóxicas, con la única excepción del agua. Cuando se digieren las proteínas, éstas son descompuestas en aminoácidos, substancias utilizables, es decir nutritivas. Cuando las proteínas se putrifican, se descomponen en una variedad de ptomaínas y leucomaínas, también tóxicas. Lo mismo sucede con todos los demás alimentos; su digestión por las enzimas los hace aprovechables por el cuerpo humano, mientras que su descomposición por las bacterias los hace inútiles e inservibles para las necesidades del organismo. El primer proceso proporciona elementos nutritivos como producto final, y el segundo proporciona venenos.

¿De qué sirve consumir cada día la cantidad de calorías que teóricamente necesitamos, si los alimentos ingeridos fermentan y se pudren en el tubo digestivo? El alimento que de este modo se corrompe, no aporta caloría alguna al cuerpo. ¿Qué se consigue comiendo abundantes proteínas adecuadas, si acaban pudriéndose en el conducto gastrointestinal? En este caso, las proteínas no son aprovechadas por el organismo al no convertirse en aminoácidos. ¿Qué beneficio sacamos al tomar alimentos ricos en vitaminas, si sólo se han de descomponer en el estómago y en el intestino? Alimentos en este estado de corrupción no suministran vitaminas al organismo. ¿Qué utilidad tiene el proveer al cuerpo de las correspondientes sales minerales, si han de descomponerse en substancias pútridas en el tubo digestivo? Esta alimentación se vuelve inadecuada para el organismo que, de este modo, no recibirá su provisión de minerales.

Los carbohidratos que fermentan en el sistema digestivo son transformados en alcohol y ácido acético y no en monosacáridos. Las grasas que se vuelven rancias en el estómago y en el intestino, no suministran al cuerpo ácidos grasos y glicerol. En resumidas cuentas, para nutrirnos, los alimentos ingeridos deben digerirse, y no pudrirse.

Al hablar de indol, escatol y fenol, Howell destaca que este último (ácido carbólico), después de ser absorbido, se combina en parte con el ácido sulfúrico formando un sulfato etéreo, o ácido fenosulfónico, que es evacuado por la orina. Y añade: «Lo mismo sucede con el cresol». El indol y el escatol, después de ser absorbidos, se oxidan, y más tarde, al combinarse con el ácido sulfúrico de igual manera que el fenol, son evacuados por la orina en forma de ácido sulfúrico indoxil y ácido sulfúrico escatoxil. La proporción de estos venenos que se halla en la orina, es tornada como índice del grado de putrefacción que existe en el intestino.

Es cierto que el cuerpo humano tiene alguna tolerancia para soportar estos y otros venenos comunes, pero parece absolutamente ridículo dar por sentado que, corno «el organismo se adapta y neutraliza la actividad bacteriológica de esos productos», no hay motivo de preocupación. Sea como sea, debido a la acumulación de gases en el abdomen, el mal aliento producido por la fermentación y putrefacción gastrointestinal, el olor fétido y desagradable de las heces y gases que expelen, son tan indeseables como los venenos que los originan.

Deberíamos tener claro que es posible conservar el aliento puro, no fabricar gases y, al contrario, tener heces inodoras: Me parece a mí que en lugar de considerar normal, y hasta necesario, un fenómeno común, sería mucho más prudente estudiar las causas de estos fenómenos y determinar si son normales o no. Si es posible evitar los resultados desagradables de la fermentación y de la putrefacción de los alimentos y el consiguiente envenenamiento, si podemos quitarle al cuerpo la carga de tener que oxidar y eliminar las toxinas, me parece tremendamente deseable hacerlo. Si se admite que una «excesiva acción bacteriana» puede producir diarrea y hasta causar serios problemas de nutrición, ¿qué podemos esperar de una acción bacteriana larga y continua, sino una actividad «excesiva»? Esta cuestión me parece muy seria y pertinente.

Cualquier factor que reduzca el poder digestivo, que haga más lentos los procesos de la digestión o que los detenga temporalmente, favorece la actividad de las bacterias. Comer de más (más allá de la capacidad de las enzimas), comer estando fatigado o justo antes de empezar a trabajar, teniendo frío o exceso de calor, cuando se tiene fiebre, dolores o inflamaciones graves, cuando no se tiene hambre, etc., favorece la descomposición bacteriana de los alimentos ingeridos. El uso de condimentos, vinagre, alcohol y otras substancias que retardan la digestión, favorece la actividad bacteriana. Al analizar cuidadosamente los hábitos alimentarios, fácilmente encontraremos mil y un motivos para que se produzcan la fermentación y putrefacción gastrointestinales casi universales. Es absurdo pretender que esos procesos sean normales, casi necesarios:

Las causas de una mala y deficiente digestión son legión. Una de las más comunes, en América, es la errónea combinación de los alimentos. Se ignoran las limitaciones de las enzimas, y se come de cualquier manera, lo cual basta para explicar las indigestiones más o menos constantes que sufre casi todo el mundo. La prueba de esto está en el hecho de que, al alimentarse con combinaciones correctas, se acaban las indigestiones. Esta declaración no debería ser mal interpretada. Las combinaciones correctas sólo mejorarán, pero no acabarán por completo con la indigestión, si ésta es debida en parte a otras causas. Si las preocupaciones, por ejemplo, os atormentan hasta el punto de perturbar la digestión, tendrán que ser suprimidas antes, para que la digestión pueda volver a la normalidad. Sin embargo, es obvio que preocupaciones sumadas a combinaciones erróneas producirán peores indigestiones que preocupaciones con combinaciones correctas.

Rex Beach, que fue buscador de oro, escribió acerca de su aventura en Alaska: «Comíamos gran cantidad de pan fuerte, habas poco cocidas y grasa de cerdo. Tan pronto como engullimos estos alimentos, nos declaran la guerra».

«El auténtico grito salvaje no es el aullido del lobo, la risa maníaca del pájaro bobo del Ártico o el llanto del alce en celo, sino el terrible eructo dispéptico del minero». Nuestros fisiólogos, ignorando las causas del fenómeno, consideran como normal ese «eructo del minero», la dilatación y dolencias del estómago que resultan de la descomposición gastrointestinal, heces anormales y abundantes gases. Cuando el minero no tenía bicarbonato o *Alkaseltzer* con lo que paliar sus dolencias (y poder cometer después las mismas imprudencias alimentarias), siempre podía poner sus dedos en la garganta y provocarse el vómito si su dolor se volviese inaguantable. Es inútil decir que, con este tipo de dieta, el estreñimiento alternado con diarrea era común entre estos mineros.

Millones de dólares se gastan anualmente en drogas que sólo dan un alivio temporal a las molestias y dolores que produce la descomposición de alimentos en el estómago e intestinos. Substancias químicas para neutralizar la acidez, reabsorber los gases, aliviar dolores y hasta para tratar el dolor de cabeza producido por la irritación gástrica, son utilizadas a toneladas por la gente en América. Otras substancias, como la pepsina, se utilizan en desmedidas cantidades como ayuda para facilitar la digestión.

En lugar de considerarlos normales, los higienistas vemos estos fenómenos como extremadamente anormales. La tranquilidad y el bienestar, y no los dolores y las molestias, son los signos de la salud. La digestión normal no va acompañada de ninguna señal o síntoma de enfermedad.

CAPITULO

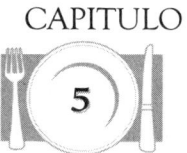

Combinación correcta con alimentos protéicos

Todos los fisiólogos coinciden en la idea de que la composición del jugo digestivo corresponde a las características del alimento que debe ser digerido, y que cada alimento requiere una modificación específica de dicho jugo. Se comprende entonces claramente que las mezclas complejas perturbarán mucho la eficacia de la digestión y que las comidas sencillas serán digeridas más fácilmente y serán, por lo tanto, más provechosas.

Ahora bien, los hábitos alimentarios convencionales violan todas las reglas de las combinaciones que ya hemos comentado en el capítulo anterior.

La mayoría de la gente se conforma con vivir por lo menos unos pocos años y «disfrutar de la vida lo mejor que puedan, a pesar de sus dolencias y de sus frecuentes síntomas de enfermedad. Muy pocos están dispuestos a prestar una atención inteligente a sus hábitos alimentarios. Cuando el tema de las compatibilidades sale a discusión, siempre dicen que ingieren regularmente todo tipo de mezclas erróneas sin que éstas les causen ningún daño. La vida y la muerte, la salud y la enfermedad, les parecen simples accidentes debidos a la suerte. Desgraciadamente, sus asesores médicos no hacen sino reforzar este punto de vista.

Mi experiencia de más de treinta años alimentando al sano y al enfermo, al débil y al fuerte, al anciano y al joven, me ha demostrado que el cambio de comidas correctamente combinadas mejora de inmediato la salud como consecuencia del alivio que se aporta a los órganos digestivos, asegurando así una mejor digestión, mayor nutrición y menor intoxicación. He comprobado también que este tipo de alimentación produce menor fermentación y putrefacción, menos gases y molestias. No creo que este tipo de experiencia sirva de mucho si no se apoyara en fundamentos intocables, pero los argumentos científicos desarrollados en las páginas precedentes, les proporcionan gran validez e importancia. Las reglas que a continuación indico, están sólidamente basadas en la fisiología y han sido comprobadas por completo con la experiencia; merecen, por lo tanto, algo más que una mirada furtiva.

La feroz ablación de amígdalas que sufren cada año millares de niños, se debe en gran parte a la constante fermentación originada por una alimentación compuesta, generalmente, de carne y pan, cereales y azúcar, púdines y frutas, pasteles y frutas, etc. Hasta que los padres no aprendan a alimentar a sus hijos con el debido respeto a las limitaciones de las enzimas y cesen de darles las llamadas «comidas equilibradas», ahora tan de moda, sus hijos continuarán sufriendo no sólo de resfriados y amigdalitis, sino también de gastritis (indigestión), diarrea, estreñimiento, fiebre, poliomielitis y otras muchas «enfermedades de la infancia».

Las combinaciones más comunes son las de pan y carne -perros calientes, bocadillos, hamburguesas, jamón con pan y cosas por el estilo-, pan y huevos, pan y queso, patatas y carne, patatas y huevos (tortilla de patatas, por ejemplo), cereales con huevos (casi siempre para desayunar), etc. Ni hablar aquí de comer las proteínas primero y los carbohidratos después. Estos alimentos se toman juntos y se arrojan al estómago de la forma que vengan, sin discriminación. Resulta corriente tomar en el desayuno los cereales primero (en general, con leche o crema y azúcar) y luego huevos con tostadas. Considerando lo difundido que está este desayuno entre la mayoría de norteamericanos, no deberíamos sorprendemos de que vaya seguido de indigestiones, ni de que vaya floreciendo el negocio de *Bromoseltzer*, *Alkaseltzer* y otras sales del mismo género:

Los platos de origen italiano, muy de moda hoy en día, son mezclas de espaguetis y bolitas de carne, espaguetis y queso, espaguetis y ravioles; etc. El espagueti se sirve, generalmente, con salsa de tomate y pan blanco. La pequeña ensalada picada que lo acompaña está aliñada con aceite de oliva, vinagre y gran cantidad de sal. Otras salsas se sirven también con la ensalada. El pan blanco se suma casi siempre a esta abominable mezcla. En los restaurantes más modestos se utiliza margarina. Y para completar la comida, frecuentemente se recurre al vino o a la cerveza.

La propaganda radiofónica y televisiva informará a las pobres víctimas de tales antifisiológicos hábitos alimentarios que, cuando sufriesen de «acidez de estómago» deberían tomar alguno de los populares paliativos en venta. Sin embargo, a ningún anunciante se le ocurre avisar que tal alivio favorece la continuidad de los hábitos alimentarios erróneos, y predispone infaliblemente a graves trastornos de salud. «Los grandes robles crecen de las pequeñas bellotas dice el refrán, pero en patología este principio no es reconocido por aquellos que presumen de sabios.

Teniendo en cuenta que, fisiológicamente, el comienzo de la digestión del almidón y de las proteínas tiene lugar en medios opuestos –el almidón requiere un medio alcalino y las proteínas un medio ácido– estos dos tipos de alimentos no deberían ser tomados en la misma comida.

Los fisiólogos saben muy bien que el almidón no digerido absorbe la pepsina. Por lo tanto, es inevitable que al tomar almidones y proteínas en la misma comida, se retrase la digestión de las proteínas. Pruebas experimentales habrían demostrado que este retraso no es muy grande, ya que la digestión de las proteínas se demoraría sólo de cuatro a seis minutos, lo cual sería insignificante, si fuera verdad. Pero estos resultados no son correctos. Si el único resultado de dicha combinación es un retraso de cuatro a seis minutos en la digestión de las proteínas, no se debería encontrar tanta cantidad de proteína sin digerir en las heces de aquellos que comen tales mezclas. Estoy convencido de que la interferencia del almidón en la digestión de las proteínas es mucho mayor de lo que esas pruebas indican. Los adversarios de las combinaciones correctas que nosotros recomendamos, intentan fijar toda la atención en las proteínas, utilizando los resultados de estas pruebas para fundamentar sus objeciones a la regla de no mezclar proteínas y carbohidratos, evitando cuidadosamente toda referencia a la detención de la digestión del almidón que estas mezclas provocan.

Ya indicamos, en el capítulo III, que no es correcto consumir más de una clase de proteína en una misma comida. Esto es cierto, no sólo porque se complica y retarda el proceso digestivo al mezclar dos proteínas diferentes, sino también porque de esa forma se comen proteínas de sobra. Actualmente, la tendencia es exagerar la necesidad de alimentos proteicos y alentar el consumo excesivo de los mismos. Quisiera prevenir a los lectores contra esta ridícula opinión, recordándoles que es un retorno a las mismas falacias prácticas dietéticas de hace medio siglo. Verdaderamente, parece ser que las modas alimentarias avanzan en círculo.

Las secreciones específicas que provoca la ingestión de cada alimento son de naturaleza tan diferente, que Pavlov habla de «jugo digestivo para la leche», «para el pan» y «para la carne». Proteínas de composición y características diferentes requieren distintas clases de jugo digestivo, y estos jugos, de distinto vigor y naturaleza, son vertidos en el estómago en momentos diferentes. Khizline, uno de los colaboradores de Pavlov, demostró que «la importancia de la secreción de las glándulas digestivas ante cada alimento no está limitada solamente a la acción específica del jugo, sino que está afectada también por el horario y la cantidad total de su flujo».

La naturaleza del alimento que se ingiere no solamente determina la fuerza del jugo digestivo, sino también su acidez total; la mayor acidez del jugo gástrico recae sobre la carne y la menor sobre el pan. También existe un maravilloso ajuste del jugo digestivo con respecto al momento y a la duración; sobre la carne el jugo más fuerte es vertido en la primera hora, sobre el pan en la tercera y sobre la leche en la última hora de la digestión.

Puesto que cada tipo de alimento determina un horario diferente para la secreción gástrica y causa variaciones en sus características, la acción variada de los jugos tiene límites específicos. Por lo tanto, los alimentos que requieran secreciones digestivas con diferencias muy marcadas, como por ejemplo pan y carne, evidentemente no deberían consumirse juntos. Pavlov demostró que sobre el pan se vierte cinco veces más pepsina que sobre la leche, por una cantidad de proteínas similar, mientras que el nitrógeno de la carne requiere más pepsina que la leche. Estos diferentes tipos de alimentos reciben la cantidad de enzimas que corresponde a su grado de digestibilidad. Por un mismo peso, la carne requiere la mayor cantidad de jugo gástrico y la leche la menor, pero, por un peso equivalente de nitrógeno, el pan requiere la mayor cantidad y la carne la menor.

Todos estos hechos son bien conocidos por los fisiólogos, pero éstos nunca han intentado sacar una aplicación práctica de los mismos. En realidad, cuando se dignan discutirlos en relación con los problemas prácticos de la vida (como la alimentación), tienden a esquivar el tema y alegan razones poco convincentes para justificar la continuación de los antojos alimentarios en boga. Tienden a considerar como normales los daños inmediatos de los más insensatos hábitos alimentarios.

Debido al efecto inhibidor de los ácidos, azúcares y grasas sobre la secreción digestiva, no es prudente comer estos alimentos junto con otros de tipo proteico. Ahora, examinaremos brevemente cada una de estas combinaciones.

Las grasas (mantequilla, crema, aceite, margarina, etc.) retardan la digestión de las proteínas en dos horas o más, por lo que no es aconsejable consumirlas junto con proteínas. La presencia de grasa en carnes grasas, en frituras de carne, huevos fritos, leche, nueces y alimentos similares, es probablemente la razón por la que estos alimentos requieren más tiempo para ser digeridos que las carnes magras asadas o hervidas, o los huevos pasados por agua. Las carnes grasas y los fritos son los que ocasionan mayores trastornos. Por lo tanto, deberíamos respetar siempre la regla:

NO COMER GRASAS DE NINGÚN TIPO
CON ALIMENTOS PROTÉICOS

Sin embargo, el efecto inhibidor de la grasa puede ser contrarrestado consumiendo verduras en cantidad, preferentemente crudas. La col cruda es muy eficaz al respecto. Por la misma razón, con queso o nueces sería mejor consumir verduras en lugar de frutas ácidas, aunque esto último no sea completamente incompatible. Los azúcares, al inhibir tanto la secreción gástrica como los movimientos del estómago, interfieren la digestión de las proteínas, y durante esa espera, fermentan.

LAS PROTEÍNAS, POR LO TANTO, NO DEBEN COMERSE JUNTO CON AZÚCARES DE NINGUN TIPO O NATURALEZA

Experimentos del doctor Norman han demostrado que, al tomar crema y azúcar después de una comida, se demora su digestión durante varias horas.

Los ácidos de toda clase impiden la secreción del jugo gástrico, interfiriendo así la digestión de las proteínas, salvo las del queso, de las nueces y de los aguacates. Estos tres alimentos contienen crema o aceite, los cuales inhiben la secreción del jugo gástrico tanto o más que los ácidos, pero su digestión no es perturbada de manera apreciable por los ácidos.

Los alimentos que combinan mejor con las proteínas de todo tipo son los vegetales no amiláceos, como las espinacas, acelgas, coles rizadas, hojas de remolacha, hojas de nabo, coles chinas, brócolis, berros, espárragos, hojas frescas de habas, puerros, coles de Bruselas, toda clase de calabazas y calabacines tiernos y frescos, cebollas, apios, lechugas, pepinos, rábanos, acedera común, perejil, pimientos dulces, endivias, dientes de león, escarolas, cardos, brotes de bambú, etc.

Se combinan bastante mal con proteínas los siguientes vegetales: remolachas, nabos, zanahorias, salsifís, coliflor, colinabos, habas, guisantes, alcachofas, patatas, boniatos. Como son algo farináceos, es mejor agregarlos a productos amiláceos. Las judías y los guisantes contienen a la vez proteínas y almidón, y es mejor consumirlos como proteína o como almidón, combinados con verduras y sin agregar ningún otro producto proteico o amiláceo. Las patatas tienen la suficiente fécula como para ser la parte principal de una comida amilácea.

Menús modelos
Los siguientes menús constituyen comidas proteicas correctamente combinadas, que recomendamos se realicen con preferencia por la noche. Ácidos, aceites y grasas de cualquier tipo no deberían tomarse en ellas. La cantidad debe fijarla la necesidad individual.

Observemos que cada comida empieza por una lechuga, cuya variedad conviene cambiar cada vez.

Lechuga	Lechuga
Calabacines	Col rizada
Espinacas	Calabaza
Nueces	Aguacate
Lechuga	Lechuga
Espinacas	Acelgas
Calabacines	Espárragos
Requesón	Nueces
Lechuga	Lechuga
Berros	Hojas de remolacha

Judías verdes	Guisantes frescos
Aguacate	Requesón
Lechuga	Lechuga
Espárragos	Hojas de nabo
Calabaza	Guisantes frescos
Nueces	Aguacate
Lechuga	Lechuga
Calabaza	Brócoli
Brócoli	Maíz tierno
Requesón	Nueces
Lechuga	Lechuga
Calabaza	Espinacas
Repollo	Repollo
Semillas	
de girasol	Queso tierno
Lechuga	Lechuga
Endivias	Espinacas
Espinacas	Brócoli
Nueces	Semilla
	de sésamo
Lechuga	Lechuga
Berenjenas	
al horno	Acelgas
Algas	Calabaza
Huevos	Nueces
Lechuga	Lechuga
Acelgas	Espinacas

Apio	Calabaza
Requesón	Huevos
Lechuga	Lechuga
Hojas	
de remolacha	Hinojo
Habichuelas	
tiernas	Calabaza
Nueces	Requesón
Lechuga	Lechuga
Hojas de nabo	Acelgas
Habichuelas	
tiernas	Calabaza
Huevos	Chuletitas de cordero
Lechuga	Lechuga
Acelga	Apio
Calabaza	Col lombarda
Aguacate	Aguacate
Lechuga	Lechuga
Calabacines	Repollo blanco
Col rizada	Espinacas
Queso tierno	Nueces
Lechuga	Lechuga
Espárragos	Hojas de remolacha
Alcachofas	Coles de Bruselas
Aguacate	Semillas de girasol
Lechuga	Lechuga
Brócoli	Calabaza

Judías tiernas	Acelgas
Nueces	Aguacate
Lechuga	Lechuga
Col rizada	Cebollas al vapor
Judías verdes	Acelgas
Semillas	
de girasol	Queso tierno
Lechuga	Lechuga
Berenjenas	
al horno	Berenjenas al horno
Col rizada	Acelgas
Aguacate	Soja germinada
Lechuga	Lechuga
Calabacines	Calabaza
Cebollas	
al vapor	Col blanca
Carne asada	Almendras
Lechuga	Lechuga
Espárragos	Col lombarda
Judías tiernas	Espinacas
Nueces	Requesón
Lechuga	Lechuga
Habas sin	
la fibra	Cebollas dulces
Apio blanco	Hojas de remolacha
Cordero	
a la plancha	Semillas de girasol

Lechuga	Lechuga
Espárragos	Coles de Bruselas
Brócoli	Col rizada
Huevos	Nueces
Lechuga	Lechuga
Col lombarda	Habas sin fibra
Espinacas	Apio blanco
Requesón	Cordero a la plancha

CAPITULO

Combinaciones correctas con almidones

Con una pizca de humor, Carlton Fredericks dice: «No sirva más de dos productos alimenticios ricos en azúcar o en almidón en la misma comida. Cuando sirve pan y patatas, Vd. sobrepasa los límites de tolerancia del organismo al almidón. Una comida que incluya guisantes, pan, patatas, azúcar, pastel, y después alguna infusión azucarada, debería también incluir una cápsula del complejo vitamínico B, algo de bicarbonato y la dirección más cercana del especialista en artritis y otras enfermedades degenerativas».

Desde hace más de cincuenta años, en los círculos higienistas, se respeta la regla de comer sólo un tipo de producto amiláceo en una comida, sin añadir alimentos azucarados. El azúcar, los jarabes, tartas de miel, pasteles, infusiones azucaradas, etc., se consideran inoportunos en una comida que incluya almidón. A los que nos consultan, no les aconsejamos tomar una dosis de bicarbonato, sino evitar la fermentación que la ingestión de tales mezclas origina casi seguro. Nos parece el colmo de la estupidez tomar un veneno y luego un antídoto, y creemos más sensato no tomar el veneno.

Azúcar con almidón significa fermentación, acidez de estómago y trastornos digestivos. Los que son muy aficionados a comer miel porque creen en la mentira popular de que la miel es un «azúcar natural y que puede ser comida indiscriminadamente, deberían tener claro que esta regla de no comer dulces con almidones es válida también en este caso. Tomar cereales, pasteles o tortas calientes con miel, jarabe (de cualquier clase) o azúcar (no importa que sea blanco o moreno, el cual, muchas veces sólo es azúcar blanco tostado o coloreado), origina fermentaciones. El bicarbonato no impide la fermentación, incluso en el caso de poder neutralizarlos resultados ácidos que ésta produce.

Desde hace más de cincuenta años, los higienistas suelen tomar una copiosa ensalada de vegetales crudos (sin tomate ni ningún otro producto ácido) junto con el plato de almidón. Esta ensalada, más abundante de lo normal, y compuesta por hortalizas frescas y crudas, suministra gran cantidad de vitaminas y minerales. Las vitaminas contenidas en los vegetales son las auténticas, y no imitaciones químicas fabricadas en laboratorios. Estos sustitutos no satisfacen a los higienistas, quienes toman las vitaminas originales o nada. Aquellos que toman cápsulas de complejos vitamínicos se dejan engañar por la propaganda comercial y el fetichismo medicamentoso.

Las vitaminas se complementan unas con otras. No sólo necesitamos el complejo B, sino también todas las demás. Ahora bien, una abundante ensalada cruda suministra las diversas vitaminas conocidas y además, aquellas que probablemente existen, pero que todavía no han sido descubiertas. Las vitaminas no sólo cooperan unas con otras en el proceso nutritivo, sino que también lo hacen con las sales minerales, las cuales se encuentran igualmente en la ensalada vegetal. Tomar preparados de vitaminas combinadas con calcio o hierro o algún otro mineral, no cubre de forma satisfactoria las necesidades del organismo, puesto que éste no las puede utilizar en este estado inorgánico. No existe mejor fuente de substancias alimenticias que el reino vegetal. El laboratorio y la química no han podido todavía, y no podrán nunca, crear alimentos aceptables.

Los higienistas aconsejamos consumir un solo producto farináceo en una comida, no porque puedan producirse problemas en la digestión, sino porque el comer juntos dos o más alimentos amiláceos constituye casi seguro un exceso de carbohidratos. Este consejo es doblemente juicioso cuando se trata de alimentar a un enfermo. Las personas que tengan un excelente autocontrol en el arte de comer con medida (con mucha medida) pueden permitirse tomar dos almidones en la misma comida, pero es muy poco corriente encontrar a tales personas. Por eso se impone la regla de:

TOMAR UN SOLO PRODUCTO
AMILÁCEO EN LA MISMA COMIDA

Fredericks dice: «Tanto si usted come una hamburguesa en una cafetería, o un solomillo en un restaurante de lujo, usted está tomando proteínas. En ambos casos, las tortas o los «crépes suzette» son carbohidratos. La margarina tomada en un snack y las bolitas de mantequilla en un restaurante de lujo, ambas son grasas. Estos son los «tres grandes» de la alimentación, y todo lo demás es desperdicio. En todos los alimentos predomina una u otra de esas substancias. Algunos productos muy refinados, como el azúcar, contienen una sola de ellas, pero en general, los alimentos contienen las tres primeras, lo cual hace que la dieta de Hay* sea un tanto impracticable».

---

*(El doctor Hay es un dietético americano que ha tenido en cuenta las combinaciones alimentarias en su método. N.D.T.).

No es correcto decir que la cuarta parte del alimento sea desperdicio. Un desperdicio no es un alimento. Tampoco es verdad que en todos los alimentos predomine una de las substancias básicas antes citadas. Las plantas jóvenes, tiernas, tienen muy pocos residuos, pues su celulosa es digerible prácticamente en su totalidad. Son valiosas sobre todo por sus minerales y vitaminas. Esta clasificación en «tres grandes» no tiene en cuenta el hecho de que ciertos alimentos contienen abundantes minerales, mientras que otros son relativamente pobres en sales.

Fácilmente se podría creer, al leer el texto precedente, que una proteína es tan buena como cualquier otra, que una grasa es tan buena como otra, que cualquier combinación de alimentos, como por ejemplo una hamburguesa o un solomillo con patatas fritas, es tan buena como cualquier otra y que los alimentos pueden cocinarse en la forma que se desee. No vamos a discutir con este autor por sostener tales ideas, que más bien son prueba de su incompetencia, pero pueden llevar a los lectores a creer que cualquier tipo de dieta extravagante es correcta.

Examinaremos más bien si Fredericks tiene razón al afirmar que es imposible separar los almidones de las proteínas en la misma comida. Según él, generalmente hablando, la mayoría de los alimentos contienen carbohidratos, grasas, proteínas y lo que él llama desperdicios, y esto hace que la prohibición de combinar proteínas con almidones sea «un tanto impracticable».

Como ya hemos visto antes, hay una diferencia entre las combinaciones naturales que se presentan dentro de un alimento, y las mezclas al azar que comúnmente hace la gente. El sistema digestivo humano se adapta muy bien a las primeras, pero en absoluto a las segundas, tan generalizadas entre los «civilizados».

Las combinaciones naturales provocan muy pocas dificultades al sistema digestivo. Pero una cosa es comer un solo alimento, por muy compleja que sea su composición, y otra muy diferente es comer dos productos de «naturaleza opuesta». Los jugos digestivos pueden adaptarse rápidamente a los requerimientos de un solo alimento –como por ejemplo los cereales, que son una combinación de proteínas y almidones–, pero no a dos alimentos distintos, como por ejemplo pan y queso. Tilden decía con frecuencia que la naturaleza nunca ha producido bocadillos.

Deberíamos tener claro que nuestro sistema digestivo está adaptado para la asimilación de combinaciones naturales, y sólo con dificultad pueden digerir todas las demás. Los hábitos alimentarios del mundo moderno están tan lejos de todo lo que vemos en la naturaleza o entre los pueblos llamados primitivos, que es imposible considerarlos como normales.

La prohibición de mezclar proteínas con almidones puede resultar «algo impracticable» para el citado autor, simplemente porque éste no ha prestado la debida atención al proceso de la digestión. Es cierto que la naturaleza nos suministra tales combinaciones, y que además son digeribles sin grandes dificultades. El organismo es capaz de adaptarse de tal manera que puede producir, en un momento oportuno, secreciones que contengan un ácido tan fuerte o enzimas tan concentradas como lo requiera la digestión de un alimento natural, por compleja que sea su composición, mientras que esta adaptación resulta difícil o incluso imposible en el caso de dos alimentos diferentes tomados a la vez. Esta realidad escapa a todos los especialistas ortodoxos en dietética.

El fisiólogo Cannon demostró que si el almidón está bien empapado con la saliva, continuará su digestión en el estómago durante más de dos horas. Esto, no puede producirse si se toman proteínas con almidón, pues en este caso, las glándulas estomacales inundan el alimento con jugo gástrico ácido, poniendo fin rápidamente a la digestión salivar en el estómago.

Dicho autor dice que la función de la saliva es iniciar el proceso de digestión de los almidones, y agrega: «Por eso debemos masticar completamente el pan, los cereales y otros alimentos farináceos. No conviene tomar agua con la boca llena. Aunque no condenemos el beber agua a la hora de comer, lo que quizás favorece la química de la digestión, no debemos permitir que se debilite en la boca la acción de la saliva sobre los almidones».

La digestión de los almidones empieza –o debería empezar– en la boca, pero el alimento permanece en ella tan poco tiempo que apenas comienza dicha digestión. Si los almidones se toman en condiciones adecuadas, su digestión salivar puede y debe continuarse en el estómago durante un largo tiempo. Si tomamos productos ácidos o proteicos con ellos, se inhibirá o suspenderá completamente el proceso. Beber agua en la comida debilita la acción de la saliva sobre los almidones, tanto en la boca como en el estómago. Además, no es cierto que necesitemos tomar agua durante la comida para ayudar a la digestión. Es mucho mejor beber diez o quince minutos antes. El agua durante la comida diluye los jugos digestivos y los arrastra junto con sus enzimas.

A continuación indicamos algunos menús amiláceos correctamente combinados. Recomendamos que esta comida se haga al mediodía. Los almidones deberían comerse tan secos como sea posible, masticándose y ensalivándose por completo antes de ingerirlos. La ensalada que precede al almidón no debe aliñarse con productos ácidos. Aconsejamos tomar una gran ensalada vegetal en la cena con las proteínas y una más reducida al mediodía con el farináceo. La cantidad debe fijarla cada persona, según sean sus necesidades.

Ensalada verde
Hojas de nabo
Calabaza
Castañas

Ensalada verde
Espinacas
Col lombarda
Boniatos

Ensalada verde
Hojas de remolacha
Remolacha
Arroz integral

Ensalada verde
Habas verdes sin fibra
Puré de nabo
Patatas

Ensalada verde
Hojas de nabo
Nabos
Alcachofas

Ensalada verde
Col rizada
Maíz tierno
Arroz integral

Ensalada verde
Espinacas
Remolachas
Patatas

Ensalada verde
Col rizada
Apio
Alcachofas

Ensalada verde Hojas de remolacha Coliflor Calabaza al horno	Ensalada verde Acelgas Zanahorias Patatas
Ensalada verde Acelgas Calabaza Alcachofas	Ensalada verde Col rizada Habas verdes sin fibra Calabazas al horno
Ensalada verde Habas verdes sin fibra Nabos Boniatos al horno	Ensalada verde Espinacas Nabos Alcachofas
Ensalada verde Calabacines Coliflor Calabaza al horno	Ensalada verde Espárragos Calabaza Boniatos al horno
Ensalada verde Milamores Habas tiernas sin fibra Alcachofas	Ensalada verde Hojas de nabo Brócoli Boniatos al horno
Ensalada verde Espárragos Coliflor Castañas	Ensalada verde Acelgas Guisantes Calabaza Hubbard

Ensalada verde
Acelgas Milamores
Habas tiernas sin fibra
Castañas

Ensalada verde
Habas tiernas sin fibra
Brócoli
Calabaza Hubbard

Ensalada verde
Habichuelas
Col rizada
Patatas

Ensalada verde
Hojas de remolacha
Pan integral

Ensalada verde
Espinacas
Habas tiernas sin fibra
Arroz integral

Ensalada verde
Espinacas
Col
Calabazas al horno

CAPITULO

Las frutas

El doctor William Henry Porter dice, en su libro *Eating to live long* (Cómo comer para alcanzar una larga vida), que comer frutas «es una de las más perniciosas y condenables manías dietéticas». Sin embargo, admite que el comer fruta sin acompañarla con ningún otro alimento, es correcto. No dudo que si se le preguntase qué piensa sobre el tema de la combinación de los alimentos, la desaprobaría como una perniciosa manía. El doctor Percy Howe, de Harvard, advirtió que las personas que no podían tomar naranjas en las comidas, lo podían hacer, sin problema alguno, si las tomaban solas. El doctor Dewey, famoso por sus escritos sobre el ayuno, era muy contrario a la fruta, afirmando que ella entorpecía la digestión. Ninguno de estos hombres conocía nada sobre las combinaciones alimentarias. Simplemente observaron que se presentaban muchos problemas si la fruta se comía junto con otros alimentos, y de ahí que condenasen, no los otros alimentos, sino la fruta. De hecho, no existe mayor razón para condenar la fruta que para condenar los alimentos que con ella se puedan asociar.

El hombre, arquetipo del «quiroterio»[1], debería desarrollar aquellos hábitos frugívoros que responden a su estructura anatómica, y de los que se ha ido apartando considerablemente en el transcurso del tiempo, debido

---

1. Clase zoológica que comprende los animales provistos de manos.

sin duda en gran medida a su histórico deambular desde que abandonó su Edén de las cálidas regiones. Su sentido del gusto, al ser la expresión de la petición del organismo, tiene obviamente mucho que ver con su estado de salud. Ahora bien, el gusto, que hoy pide carne, debe volver a afinarse para poder apreciar la gran variedad de sabores de las frutas, hortalizas y frutos oleaginosos (nueces, almendras, etc.) en sus múltiples combinaciones, que tan atractivas son para la vista, el olfato y el gusto.

La fruta es uno de los mejores y más delicados alimentos. No hay nada que proporcione tanto placer al paladar como una bella manzana madura, un sabroso plátano, un cremoso y tierno aguacate cuidadosamente seleccionado o un saludable racimo de uva dulce. Disfrutaremos comiendo un melocotón que esté en su punto perfecto de madurez. Realmente, las frutas son una fuente inagotable de gratificación para el sentido del gusto. Por su sabor, su aroma y sus colores tan agradables a la vista, las frutas son siempre una invitación al placer de comer.

Pero las frutas son mucho más que una delicia para la vista, el olfato y el gusto: contienen también una mezcla superior de elementos nutritivos puros, ricos y en proporciones óptimas. Sólo algunas son concentradas en proteínas –el aguacate y la aceituna son las principales excepciones– pero casi todas contienen gran cantidad de azúcares, excelentes combinaciones de ácidos, minerales y vitaminas. Junto con los frutos oleaginosos, como las nueces, almendras y avellanas –botánicamente también se consideran frutas– y las verduras, las frutas constituyen una dieta completa, realmente la dieta ideal para este animal frugívoro por naturaleza que es el hombre.

El comer frutas nos permite alcanzar intensos placeres gustativos. La madre naturaleza las ha sazonado de tal manera que nos suministran el máximo disfrute alimentario. Lo tienen todo para satisfacer nuestro paladar. Todo son razones para comer estos alimentos tan puros, ricos y saludables, con los que la madre naturaleza nos tienta. Una comida formada exclusivamente de atractiva fruta es siempre una invitación al placer, y no ocasionará trastorno digestivo alguno si no se mezcla con otros alimentos. Además, una comida de este tipo, es refrescante y nutritiva. La exquisita delicia de comer frutas, la maravillosa sensación de bienestar que sigue, y la genuina satisfacción que se obtiene, superan sin posible comparación lo que podamos experimentar al tomar otros alimentos.

La forma ideal de tomar las frutas es hacer una comida exclusivamente con ellas. Los ácidos de las frutas no combinan bien ni con los almidones ni tampoco con las proteínas. Asimismo, sus azúcares no combinan bien con las proteínas ni con los almidones. Los aceites del aguacate y de la aceituna tampoco combinan bien con las proteínas de otros alimentos. ¿Por qué arriesgamos, entonces, a tener trastornos digestivos comiendo frutas con carne, huevos, pan, etc.?

Las frutas sufren sólo un principio de digestión en la boca y en el estómago, y hasta ninguna. En general, pasan rápidamente al intestino, donde tiene lugar la pequeña digestión que requieren. Al tomarlas con otros alimentos que necesitan permanecer un largo tiempo en el estómago, las frutas también se quedarán allí hasta que se complete la digestión de aquellos alimentos. Esto provoca una descomposición debido a la acción de las bacterias, como ya hemos comentado al referirnos a los melones.

Las frutas no deben tomarse entre comidas. Si lo hacemos, las introducimos en el estómago mientras éste todavía está ocupado en la digestión de la comida anterior, lo que con toda seguridad ocasionará trastornos. Nuestra regla, que es aconsejable respetar siempre, es:

COMER FRUTAS EN UNA COMIDA CONSTITUIDA EXCLUSIVAMENTE POR ELLAS

El hábito de beber grandes cantidades de zumo de frutas -de limón, naranja, pomelo, uva, tomate, papaya, etc.- entre las comidas, le ocasionó al doctor Walter verdaderos trastornos, según relata en su *Exact Science of Health (La ciencia exacta de la salud)*.

Nos dice que, a consecuencia de los tratamientos que siguió para recuperar la salud (médicos primero e hidroterápicos después), tenía un apetito endiablado que tuvo como resultado la irritación de su estómago. Se había convertido en un comilón insaciable. Y agrega: «Siempre tenía sed, pero al no gustarme el agua y al haberme dicho que las frutas poseen grandes cualidades, bebía abundantes zumos de fruta fríos, que fermentaban en mi estómago creando y perpetuando la fiebre que temporalmente aliviaban, todo lo cual me mantenía en un estado de bulimia febril que sobrepasaba todos mis demás sufrimientos.

Esta experiencia hizo que el doctor Walter abandonara el vegetarianismo y volviera a la dieta carnívora. Al comer a todas horas (porque beber zumos es igual que comer) le sobrevino una neurosis que él confundió con el hambre real. Tratar de vencer esta neurosis comiendo, es como querer apagar un incendio con gasolina. Las personas que confunden la irritación gástrica con el hambre y van «apaciguando este «hambre utilizando lo que causa la irritación, irán de mal en peor. El dejar el vegetarianismo salvó al doctor Walter, no porque el vegetarianismo fuese malo, sino porque empezó a comer sólo una vez al día y dejó de abusar de los zumos de fruta entre comidas. No existe dieta tan buena que no se estropee con el hábito de beber zumos de fruta, ni tampoco dieta tan mala que no pueda empeorar con este hábito. Y esto es cierto no porque los zumos sean malos, pues de hecho son excelentes, sino porque tomados de dicha manera estropean la digestión.

Muchos errores cometidos hoy en día por los pseudoespecialistas en dietética, se evitarían si éstos conocieran un poco mejor la historia de la reforma dietética. Todos sus «descubrimientos fueron hechos y comprobados hace ya mucho tiempo, y algunos de ellos, que disfrutan ahora de inmensa popularidad, se demostraron nocivos y fueron, por tanto, abandonados.

Las verduras forman la combinación ideal con los frutos oleaginosos, pero éstos también pueden tomarse con las frutas ácidas. Esto es cierto, por supuesto, para los frutos oleaginosos ricos en proteínas y no para los cocos, castañas, bellotas, etc., que contienen mucho almidón. Las frutas dulces y los frutos oleaginosos forman una combinación especialmente mala, a pesar del delicioso sabor de esta mezcla.

Los aguacates, más ricos en proteínas que la leche, no se deben combinar con otros alimentos proteicos. Su contenido en grasas es muy alto, lo que también inhibe la digestión de otras proteínas. Se pueden asociar con frutas ácidas, pero es mejor no tomarlos con frutas dulces, ni tampoco con frutos oleaginosos.

En bastantes círculos se asegura que la papaya ayuda a digerir las proteínas, y por tal motivo se nos recomienda que la comamos con los alimentos proteicos. Ahora bien, dicha combinación no es juiciosa, y si es exacto, como se pretende, que existe en la papaya una enzima que digiere las proteínas, es una razón más para no combinarla con alimentos proteicos. El uso de «ayudas a la digestión» reduce invariablemente la capacidad digestiva. La única manera sensata de «tratar» el debilitamiento del poder digestivo, es eliminar la o las causas de tal deterioro y luego, conceder al sistema digestivo el descanso suficiente para que él mismo se recupere.

A las personas enfermas, he experimentado que es mejor darles las frutas ácidas y las dulces en comidas separadas. Así, no les doy dátiles, higos o plátanos con naranjas, pomelos o piña. El azúcar, la miel y otros dulces tomados con pomelos, forman una combinación muy incorrecta. Si los pomelos son amargos o excesivamente agrios hay que conseguir variedades más dulces y de mejor calidad.

Los menús que se presentan a continuación constituyen combinaciones correctas de frutas. Se aconseja que la comida de frutas se haga para desayunar. No añadir azúcar a las frutas. Puede utilizarse cualquier fruta del tiempo. En cuanto a la cantidad, cada uno debe aprender a conocer sus propias necesidades y limitaciones.

Naranjas
Pomelos

Naranjas
Piña

Pomelos
Manzanas
Mangos
Cerezas
Albaricoques

Cerezas con crema
(sin azúcar)
Manzanas
Uvas
Higos

Higos frescos
Melocotones
Albaricoques

Cerezas
Albaricoques
Ciruelas

Plátanos
Peras
Uvas

Manzanas
Nísperos
Dátiles

Higos
Manzanas
Peras

Mangos
Cerezas
Albaricoques

Manzanas
Uvas
Higos
Un vaso de leche cuajada

Plátanos
Peras
Higos
Un vaso de leche cuajada

Para variar, se puede preparar una comida muy sabrosa con una ensalada de frutas y un alimento proteico de la siguiente forma:

- Pomelo, naranja, piña, lechuga, apio;
- de 100 a 125 gramos de requesón, o 75 gramos de frutos oleaginosos, o un aguacate.

En primavera y en verano, se puede hacer una suculenta ensalada con las frutas del tiempo, melocotones, ciruelas, albaricoques, cerezas, nectarinas, y agregar lechuga y apio. Las frutas dulces como plátanos, uvas, pasas, dátiles, higos, ciruelas secas, etc., no deben incluirse en la ensalada que cuente con un alimento protídico.

CAPITULO

Plan para una semana

Todos los menús que se ofrecen en este libro son solamente una guía para familiarizar al lector con los principios básicos de la combinación de los alimentos y permitirle así confeccionar sus propios menús. Creo que es más importante saber preparar nuestros propios menús, que tener un libro que describa tres comidas diarias durante un año. La persona que comprende los principios básicos de la combinación de los alimentos y que es capaz de elaborar sus propios menús, nunca va a tener dificultad en improvisarlos, en cualquier lugar donde se encuentre, y con los alimentos de que disponga.

No siempre se encuentra un determinado alimento en todas las regiones del país. Un producto del que podemos disponer en una parte y en una época determinada, puede que se dé en otra parte en un momento muy distinto. La disponibilidad de un alimento depende de la estación, clima, altitud, tipo de tierra y del funcionamiento del mercado. La persona que sabe combinar los alimentos puede utilizar aquellos que tiene a mano y preparar una comida correcta. Pero la persona que depende de un libro de menús, siempre árido y a veces frustrante, puede que no encuentre el alimento indicado para la comida del día de hoy y se sienta completamente perdida. Muchas veces, uno coge entonces el camino más fácil y come cualquier cosa. Si usted se encuentra en casa de un amigo o pariente, un libro de menús le será de escasa utilidad, pero si sabe combinar los alimentos, podrá elegir los que sean compatibles de entre los que se le presenten, y conseguir así una comida equilibrada.

Aprenda los principios de la combinación de los alimentos y así podrá aplicarlos en cualquier circunstancia en la que se encuentre. Un niño puede ser capaz de seguir una tabla, pero una persona inteligente tiene que aprender los principios y saber cómo aplicarlos. Con un poco de práctica, usted combinará los alimentos correctamente de manera automática, dedicando muy poco tiempo a ello. Por encima de todo, no se convierta en un maniático en esta materia. Coma lo que tenga que comer y olvídese de todo. Deje que sus amigos tomen lo que les apetezca y no les aburra con una conferencia sobre dietética cada vez que coma con ellos.

Los menús para dos semanas que se ofrecen a continuación quieren ilustrar la correcta combinación de alimentos según las estaciones del año. Los de la primera semana comprenden alimentos que se dan en primavera y verano. En la segunda semana se elaboran a partir de los que pueden encontrarse en otoño e invierno. Utilice dichos menús simplemente corno guía y aprenda a preparar los suyos propios.

Menús para la primavera y verano

DESAYUNO	COMIDA	CENA
Sandía	Ensalada verde Acelgas Calabaza Patatas	Ensalada verde Habichuelas Frutos oleaginosos
Melocotones Cerezas Albaricoques	Ensalada verde Hojas de remolacha Zanahorias Habas al horno	Ensalada verde Espinacas Col Requesón
Melón	Ensalada verde Coliflor Calabaza Alcachofas	Ensalada verde Coliflor Maíz blando Aguacate
Cerezas con crema (sin azúcar)	Ensalada verde Coliflor Espinacas Arroz integral	Ensalada verde Calabacines Hojas de nabo Chuletas de cordero
Nectarinas Albaricoques Ciruelas	Ensalada verde Repollo Zanahorias Boniatos	Ensalada verde Hojas de remolacha Judías verdes Frutos oleaginosos
Sandía	Ensalada verde Berenjenas al horno Acelgas	Ensalada verde Calabaza Espinacas

DESAYUNO	COMIDA	CENA
	Pan de trigo integral	Huevos
Plátanos	Ensalada verde	Ensalada verde
Cerezas	Judías verdes	Col rizada
Un vaso de	Endivias	Coliflor
leche cuajada	Patatas	Soja germinada

Menús para otoño e invierno

Uvas	Ensalada verde	Ensalada verde
Plátanos	Repollo chino	Espinacas
Dátiles	Espárragos	Calabaza
	Patatas al horno	Habas al horno
Nísperos	Ensalada verde	Ensalada verde
Peras	Hojas de nabo	Col rizada
Uvas	Zanahoria	Calabaza
	Arroz integral	Aguacate
Peras	Ensalada verde	Ensalada verde
Nísperos	Brócoli	Tomate
Plátano	Habas tiernas	Calabacines
	sin fibra	rallados
Un vaso de leche		Queso tipo
cuajada	Patatas	Gruyére
Papaya	Ensalada verde	Ensalada verde
Naranjas	Calabaza	Col lombarda
	Chirivías	Judías verdes
	Pan de trigo integral	Semillas de girasol

Nísperos Uvas Dátiles	Ensalada verde Zanahorias Espinacas	Ensalada verde Acelgas Calabaza Queso tierno
Pomelos	Ensalada verde Guisantes frescos Col rizada Coco	Ensalada verde Espinacas Cebollas al vapor Chuletas de cordero
Melón	Ensalada verde Habichuelas Sopa de verduras Boniato	Ensalada verde Tomate Berenjenas al horno Avellanas

CAPITULO

Cómo evitar las indigestiones

Es imposible sobreestimar la importancia de una buena digestión. De su eficiencia depende la elaboración de la materia prima de la nutrición, y por lo tanto, en gran medida, nuestra salud. Jamás existe una buena nutrición sin una buena digestión. La mejor dieta es incapaz de proporcionar algún provecho al organismo, si el proceso digestivo no cumple con su cometido.

Una mala digestión no podrá suministrar los elementos necesarios para tener y mantener una sangre rica. Entonces, los tejidos no serán adecuadamente nutridos, decaerá el estado general de salud, y el organismo irá deteriorándose. Es de suma importancia tener presente que la calidad de la sangre depende, sobre todo, de la elaboración de sus elementos constitutivos, la cual tiene lugar en el conducto digestivo. Por lo tanto, que el organismo digiera bien significa modificaciones favorables de los tejidos en todo el cuerpo. Mejorando la digestión se mejoran todas las funciones vitales y se obtienen muchos e importantes beneficios.

La indigestión es el inicio, aunque no la causa, de las enfermedades más graves que sufre el hombre. Toda alteración funcional se convierte en causa indirecta, y el envenenamiento y la falta de nutrición que genera la indigestión, se añaden a las causas principales de los sufrimientos humanos. Evitar la indigestión es preservar la salud, y remediarla es restablecerla.

Una larga lista de molestias o síntomas acompaña el progresivo deterioro de la función digestiva, como gases, eructos ácidos, sensación de malestar, dolor en el vientre, insomnio y noches poco reparadoras, lengua sucia por la mañana, heces hediondas, nerviosismo, etc. Y esto no es de ninguna manera un catálogo exhaustivo de los síntomas que acompañan la indigestión. Si pensamos en las enormes cantidades de bicarbonato, magnesio, Alkaseltzer, Bromoseltzer y otros productos farmacéuticos similares que se consumen diariamente en todos los países civilizados para aliviar las molestias que causan la fermentación ácida y los gases en el tubo digestivo, todo ello fruto de malas digestiones, llegaremos pronto a la conclusión de que globalmente nuestro mundo padece de indigestión crónica. Los trastornos después de las comidas son cada vez más comunes y nadie sabe hacer otra cosa que proporcionar a los aquejados unas pocas horas de alivio. ¿Y qué hace, pues, la muy pregonada «ciencia médica»? ¿No puede encontrar nada duradero y eficaz para corregir un trastorno funcional tan sencillo como éste? Además de los medicamentos citados, tomados para aliviar temporalmente los trastornos digestivos, se usan también muchos productos que supuestamente «ayudan a la digestión». La pepsina es quizás la más conocida. Durante algún tiempo se pensó que la goma de mascar ayudaba a la digestión de los alimentos. Estos paliativos son engañabobos que no favorecen en nada la digestión. No mejoran ni aumentan de ninguna manera la capacidad funcional de los órganos que intervienen en la digestión, ni eliminan las causas de los trastornos digestivos. Por el contrario, el uso continuo de cualquiera de ellos no puede sino afectar negativamente, sin excepción, la capacidad digestiva.

Además, el consumo de «ayudas para la digestión y de productos para «aliviar molestias, aparta la atención del afectado de la verdadera solución a sus problemas, y no le permite conocer la verdad sobre su estado de salud, ni cómo puede realmente recuperarla. Me quedo perplejo al ver cómo la humanidad sigue confiando, desde hace tanto tiempo, en tales remedios que han fracasado siempre, y a pesar de que, según parece, incluso los tontos aprenden de repetidos fracasos.

Resulta obvio que se requiere un enfoque radicalmente distinto para remediar de una vez para siempre la indigestión. No se gana nada llenando los bolsillos de fabricantes y vendedores de medicamentos. Esta gente amontona fortunas con el negocio de substancias que sólo aumentan los sufrimientos de las pobres víctimas engañadas por el fetichismo medicamentoso. Por el contrario, la higiene vital representa para los enfermos el final de sus sufrimientos, liberándoles a la vez de sus ataduras a las viejas falacias.

Una buena digestión es algo totalmente normal, y por el contrario, una mala digestión indica que las fuerzas vitales están mermadas debido a un modo de vida inadecuado. Los sufrimientos humanos encuentran su origen en la influencia desastrosa del entorno y en la ignorancia o la negligencia sistemática de las leyes fisiológicas. La salud óptima sólo se obtiene y se conserva si se observan debidamente todas las leyes de la naturaleza.

¡Cuán más eficiente resulta el proceso digestivo cuando se come con calma en un estado mental sereno, que cuando los alimentos se ingieren en un estado de agitación mental, sea del origen que sea! ¡Y en qué gran medida se ve afectado el proceso de la digestión por la conducta de la misma persona después de las comidas, según descanse o se ponga enseguida a trabajar! El descanso, una vez terminada la comida, es indispensable para una buena digestión. Nadie puede digerir bien los alimentos si, después de masticarlos a medias, salta de la mesa a su trabajo como si fuera un galgo liberado de su dogal. Cuando se vive a este ritmo, como a menudo ocurre en las grandes ciudades, cuando todo, incluso el comer, se realiza a velocidad de vértigo, cuando las mandíbulas no dan abasto y la comida es tragada a medio masticar, día tras día y año tras año, cuando se vuelve al trabajo inmediatamente, sin dar el mínimo descanso al cuerpo ni a la mente, por fuerza la naturaleza ultrajada tiene que pedir cuentas. La capacidad de todo ser humano para aguantar esta vida de condenado a galeras siempre tiene un límite, pero dicha capacidad depende de las diferencias de constitución de los distintos individuos. El fuerte aguantará más tiempo que su compañero débil, pero tarde o temprano el más robusto sucumbirá también a la agresión de este tipo de vida.

Cuando, debido a carencias o a excesos de cualquier naturaleza, la constitución humana se deteriora y merma la vitalidad, uno de los primeros síntomas de la depresión vital es un debilitamiento de la capacidad digestiva.

Sólo tenemos que considerar por un momento las múltiples influencias que sin duda alguna acosan al organismo reduciendo su vigor para darnos cuenta de que, en las sociedades civilizadas, todo el mundo está más o menos enervado (excitado y debilitado nerviosamente). Podemos dividir estas influencias a grosso modo en «pecados por comisión» y en «pecados por omisión». Puede decirse que estos últimos son fruto de la ignorancia de las leyes de la vida, o de su negligencia intencionada, o de ambas a la vez. Los pecados por comisión son aquellos en los cuales las leyes de la vida no sólo son omitidas a sabiendas, sino que son violadas intencionadamente por afán de lucro o búsqueda del placer.

Las mismas influencias enervantes pueden también considerarse bajo otro aspecto. Algunas son impuestas a la humanidad, en su lucha para sobrevivir, por un entorno socioeconómico sobre el que el individuo apenas tiene influencia. Otras son accidentales o, de alguna manera, buscadas. A los males que llevan consigo la miseria y la pobreza de las clases más necesitadas, se contraponen los producidos por los excesos y locas extravagancias de las clases adineradas. La especulación, el juego y las situaciones excitantes de todo tipo agotan considerablemente el sistema nervioso. Sin embargo, tanto si es debido al funesto exceso de trabajo de un obrero manual o intelectual, a la licencia suicida que se otorgan las personas acomodadas, o a la combinación de todos estos factores, el resultado es el mismo.

Con la habitual violación de las leyes de la vida, o más específicamente, con la habitual dedicación a actividades enervantes, la lenta disminución de la energía del organismo da lugar a una enervación progresiva, es decir, a un estado de energía nerviosa mermada, no siempre reconocible al principio, o al que no se hace caso. Sin embargo, este estado de enervación; con toda seguridad, se irá haciendo más grave con el tiempo, acabando en la postración de las capacidades físicas y mentales, y en la degradación completa de la persona.

Por último, la continua violación de las leyes de la vida, mermando las capacidades del organismo, no sólo debilita gravemente la función excretora, originando la toxemia (un estado de envenenamiento debido a la retención de los desechos orgánicos normales), sino que también reduce la capacidad de digestión y de asimilación, con lo que la nutrición del cuerpo disminuye en proporción al grado de debilitamiento constitucional. Es entonces cuando aparece la indigestión, con la consiguiente falta de asimilación normal de los nutrimientos y el lento agotamiento del paciente.

En este caso, ningún cambio de dieta puede restablecer la salud. Es imprescindible eliminar primero todas las causas de la degeneración y proporcionar al organismo el suficiente reposo para permitirle normalizar sus actividades funcionales. Debería ser obvio para todo el mundo que, si no se aumenta la capacidad de digestión y de asimilación, todos los esfuerzos para curar al paciente mediante programas de alimentación serán infructuosos. Es todavía más vano intentar restaurar la capacidad digestiva tomando medicamentos (tónicos, astringentes, sales minerales, preparados de hierro, etc.), ya que sólo empeorarán un poco más la ya deteriorada constitución del individuo y aumentarán la debilidad del aparato digestivo.

Sustituir una causa de enervación por otra es un procedimiento insensato. De nada sirve descansar, si a la vez se aplican una serie de tratamientos paliativos (baños, masajes, tratamientos eléctricos, enemas, irrigaciones del colon, etc.). Con ellos, nunca estaremos rebosantes de salud. ¡Ten siempre presente que cuando aprendas a vivir en conformidad con las leyes de la vida, tendrás que liberarte para siempre de los penosos esfuerzos para eliminar las inevitables consecuencias de tus errores! Sólo cuando hayamos aprendido a vivir dentro de los límites de las leyes fisiológicas y biológicas podremos convertir en un canto de alegría los quejidos de dolor y lamentos de desesperación que hoy ascienden de la Tierra.

La gran cantidad de pseudoenfermedades que surgen del deterioro de las funciones vitales se deben, sin excepción, a la violación habitual de las leyes de la vida. Sabiéndolo, el hombre inteligente reconocerá fácilmente que el primer paso hacia la recuperación de la salud es el retorno inmediato e incondicional a estas leyes, que tan insistentemente han sido transgredidas. Es evidente que el paciente tiene que rectificar por completo su modo de vida, pues únicamente en ello reside la esperanza de una auténtica recuperación de la salud.

¿Puede seriamente existir otra manera racional de curar? ¿Podemos concebir que un paciente que continúe su antiguo modo de vida y mantenga los mismos hábitos que le han producido sus sufrimientos, pueda ser «curado» mediante medicamentos, sueros, vacunas o cirugía? Esto es sencillamente imposible, a no ser que hagamos por completo caso omiso de los conocimientos fisiológicos y de nuestro sentido común.

En primer lugar, el sistema nervioso del paciente, al encontrarse abatido por el exceso de trabajo, la intemperancia, los estimulantes (irritantes), y los excesos de todo tipo, tiene que descansar por encima de todo. Por lo tanto, mandaremos al paciente que abandone todas las actividades físicas y mentales, así como cualquier obligación que agote sus energías. Esta es la condición «sine qua non» para su recuperación. Está claro que el individuo enervado necesita descansar por encima de todo, y esto incluye tanto el reposo del cuerpo como el de la mente.

La importancia del reposo de la mente para que se desarrolle correctamente la función de la digestión, de la que dependen las otras funciones vitales, explica la razón por la que damos tanta importancia a la relajación nerviosa. El descanso mental se logra casi siempre mejor cambiando de ambiente, apartándose de los lugares habituales de trabajo y de placer, del aire contaminado de las ciudades y del ruido. Es muy recomendable trasladarse al campo, a una región pintoresca donde haya abundancia de paisajes agradables y variados, con aire puro que vivifique al enfermo, y donde éste pueda gozar de la tranquila calma de la naturaleza y de los saludables rayos del sol.

Los medicamentos, a largo plazo, ¿resuelven los problemas del enfermo? ¡En absoluto! Tomando medicamentos, cambiando siempre de remedio y aumentando las dosis, el paciente ve cómo su estado empeora día tras día. Tal deterioro progresivo de las funciones del cuerpo humano es debido no sólo al efecto perjudicial de las drogas, sino también al hecho de que, al tomarlas, se han olvidado las verdaderas causas del agotamiento. Es pura ilusión querer «curar» una enfermedad sin corregir el modo de vida que, sin lugar a dudas, la origina.

En la vida, se abren para todos, sin discriminación alguna, dos «caminos». Uno conduce a la salud, vigor, felicidad y longevidad, y nos premia con el honor gracias a una vida más rica, plena y abundante. El otro lleva a la enfermedad, debilitamiento, miseria y muerte prematura, tan cierto como que la piedra que hemos arrojado caerá a la tierra. Nos premia con el deshonor, después de habernos dado sufrimientos y una vida vacía. ¿Qué camino quiere seguir? Suya es la elección: nadie puede elegir por usted las leyes de la vida son implacables, no conceden favores a nadie, y cada uno será recompensado o castigado según haya merecido por su modo de vida.

¿Está malgastando tiempo y dinero para satisfacer un apetito desordenado? ¿Cuáles son sus hábitos? ¿Están conformes con las leyes fisiológicas, de manera que de ellos pueda esperar buenos resultados? ¿Se entrega usted a juegos de azar o prácticas perversas? ¿Está seguro de que su modo de vida, hábitos físicos y mentales, están conformes con las leyes de la vida? Tened siempre presente que el uso correcto del cuerpo y de la mente es lo que procura al ser humano el desarrollo óptimo y la más elevada felicidad.

Tampoco podemos resolver el problema con una solución que incluya un solo factor. Estamos frente a un estado de cosas en cuya génesis han intervenido un conjunto variado de antecedentes, y que sólo puede ser cambiado teniendo en consideración cada uno de estos factores causantes. No basta con suprimir un solo hábito enervante. Todos deben ser abandonados de una vez para siempre, para que un verdadero éxito corone nuestros esfuerzos.

Para recuperar la capacidad funcional del organismo agotado, hay que abandonar todas las prácticas debilitantes. Luego, se hará un uso racional de los medios y factores naturales que constituyen el sistema higienista. Después de haber desaparecido todas las causas de debilitamiento, los factores esenciales para la salud (descanso, alimentación adecuada, ejercicio, aire puro, agua limpia, sol y buenas influencias psíquicas y morales) acabarán de restablecer el organismo y la eficiencia de sus funciones.

Una vez que, gracias a los medios higienistas, el cuerpo se haya liberado de las toxinas que le agobiaban, y una vez restablecidas la energía nerviosa y la capacidad de eliminación, digestión y asimilación, es entonces cuando se produce un retorno gradual al estado de salud. Hasta que esto no se haya realizado, ni la mejor dieta puede dar los resultados deseados. ¡Cuántos pacientes han sido llevados a la tumba aquejados de enfermedades crónicas o agudas, a pesar de haber adoptado una dieta estricta! Lo que demuestra la ineficacia de una dieta para detener la enfermedad y recuperar la salud, si no va acompañada de los demás factores y cuidados higienistas. Estos no tienen gran eficacia en el tratamiento específico de un solo órgano, sino que actúan para el bienestar de todo el organismo. Así pues, una nutrición correcta es útil para el cuerpo entero y no sólo para una determinada parte. De ahí que la labor primordial del higienista consista en proporcionar al paciente el beneficio de todos los medios del higienismo, en su aplicación más amplia y correcta, porque sólo entonces tendrá una verdadera oportunidad de recuperarse.

Es menester hacer de nuevo hincapié en que la alimentación, a pesar de su gran importancia tanto para la persona con buena salud como para el enfermo, no basta, por sí sola, para preservar ni restablecer la salud. Es sólo en conexión fisiológica con el agua, el ejercicio, el descanso y los otros elementos vitales, cuando puede manifestar su auténtico valor. Todos estos medios reunidos contribuyen de manera diversa en los procesos curativos, pero ninguno de ellos tiene un valor superior a los demás, pues cada uno es indispensable y esencial. La salud se recupera no mediante la aplicación de un factor higienista aislado, sino de todos ellos en su conjunto.

Es necesario insistir en el hecho científicamente demostrado, de que es el conjunto de los factores higienistas antes citados, mediante su combinación y su adaptación armónica a las necesidades fisiológicas de los organismos vivos, lo que constituye los medios sutiles que permiten al organismo recuperar la salud. El «tratamiento natural o higienista de las enfermedades, al estar constituido por tantos factores interdependientes, no es responsable de los fracasos que se derivan de una empírica e incompleta aplicación por personas ignorantes o inexpertas.

El reposo fisiológico (o ayuno) es valioso en todos los tipos de alteración de la salud, pero en los casos de indigestión, es el medio más seguro y eficaz, al dar descanso a un sistema digestivo agotado. Al ayunar, prácticamente todos los órganos reducen su actividad, por lo tanto descansan, con la única excepción de los órganos de eliminación (excreción), los cuales aceleran su ritmo de trabajo. De ahí que durante el ayuno, el cuerpo sea capaz de liberarse de la acumulación de residuos tóxicos. El descanso (mental, físico y fisiológico) constituye el medio ideal para facilitar la eliminación.

Sin embargo, el ayuno no debe realizarse en el propio hogar, donde uno está sujeto a demasiados obstáculos, tales como distracciones, molestias y responsabilidades, sin hablar de las objeciones planteadas por los familiares y amigos. Es mucho mejor realizarlo en una institución higienista, bajo la supervisión de una persona con experiencia. Allí el paciente debe encontrar las condiciones físicas y psíquicas que le faciliten no sólo el ayuno y el abandono de los malos hábitos, sino también la enseñanza y la práctica de los buenos. Realmente, es siempre conveniente que el paciente permanezca en tal institución hasta que los nuevos hábitos hayan adquirido carta de naturaleza, y por tanto, le sea más fácil continuar con ellos una vez en casa. Esto es sumamente importante para que la salud continúe mejorando, y para preservarla una vez se haya recuperado completamente.

No debemos olvidar que la salud, cuando se pierde, sólo puede recuperarse mediante un laborioso proceso, en el que el paciente tiene la máxima y casi única responsabilidad. Implica una gran determinación y perseverancia a la hora de adquirir hábitos sanos que lleven a alcanzar nuevamente aquel bien tan precioso, la salud.

CAPITULO

La institución higienista

Al principio, se acostumbraba llamar a las instituciones higienistas «Casas de Higiene». Actualmente existe la tendencia a llamarlas «Escuelas de Salud». Hay dos motivos para ello. Primero, que en estos establecimientos se presta más interés a la salud que a la enfermedad. Segundo, que son realmente escuelas donde los pacientes aprenden los medios sencillos y naturales que proporcionan y conservan la salud. En dichas escuelas, se enseña al enfermo a pensar y actuar en función de la salud. El verdadero asesor higienista no se da por satisfecho al guiar a sus pacientes en su camino hacia la salud, sino que está convencido de que su tarea y deber no terminan hasta que no haya enseñado al paciente a mantenerse sano. Por tanto, el higienista es un «doctor» en el auténtico sentido de la palabra (enseñante).

Un asesor higienista competente debe tener como primer objetivo facilitar al enfermo el beneficio de todos los medios que ofrece el higienismo, puesto que esto es la base indispensable para el éxito del «tratamiento». Por lo tanto, el emplazamiento de una escuela de salud debe garantizar la máxima salubridad general, aire puro, agua de calidad, mucho sol y elevada fertilidad del suelo (porque de la calidad del suelo depende la de los alimentos que se servirán a los huéspedes).

El clima también es muy importante. Para el enfermo grave, ya sea crónico o convalesciente de una enfermedad aguda, siempre es aconsejable un clima templado, como por ejemplo el del sur de los Estados Unidos, que le permita tomar baños de sol durante el invierno. En el sur es donde el enfermo puede regenerarse mejor y aumentar su vitalidad.

Pero la ubicación no lo es todo. Una institución higienista, dedicada completa y exclusivamente a la salud, debe ofrecer instalaciones internas y un buen funcionamiento dirigidos hacia dicho fin. Esto requiere método y rigor en la ejecución de un programa bien determinado, y se debe exigir que el paciente observe las pocas reglas sencillas de salud y las normas de la institución.

Estar en una institución de este tipo presenta la ventaja de que el «médico higienista» puede observar a sus pacientes casi sin interrupción, y así apreciar si se está prestando la debida atención a las medidas higienistas, tanto por parte del enfermo como del personal asistente. Además, está en situación de advertir con precisión el efecto que cada una de estas medidas produce en el paciente y de hacer las modificaciones requeridas según lo exige la evolución del estado de cada enfermo. Para éste, es sumamente beneficioso, y para el higienista, que así puede estudiar de manera científica al paciente y a la vez los cuidados que éste recibe, es también muy interesante. Al ir aumentando su experiencia, los servicios que presta son cada vez más valiosos.

La institución posee además otro tipo de ventajas para los huéspedes. Primero, que se apartan todas las tentaciones de su camino. Al no estar sus parientes y amigos alrededor, no les pueden incitar a que continúen con sus viejas costumbres. Y además, que todas las personas que están junto a ellos en la institución les alientan a abandonar su pernicioso y antiguo modo de vida y a adquirir hábitos sanos y nuevos. Se encuentran inmersos en influencias positivas bajo la constante supervisión del médico. De esta manera, les resulta más fácil desprenderse de un hábito con el que hubieran luchado largo tiempo, quizá en vano, en su casa, sin más ayuda que la propia voluntad a menudo débil y versátil. El que toma café o té, el fumador, el adicto al alcohol, la persona que está permanentemente preocupada, etc., se encuentran en una situación, tanto física como social, que les hace más fácil abandonar los malos hábitos, cosa que les sería muy difícil en condiciones normales y por medio de su simple fuerza de voluntad. Bajo el efecto simultáneo de influencias físicas y morales, con la fuerza del ejemplo de su entorno para apuntalar su voluntad vacilante, y estando rodeado por otros que luchan como él para recuperar la salud, el paciente se siente alentado y ayudado en sus esfuerzos. El éxito es seguro. Ninguna persona que tenga un mínimo de conocimiento de la naturaleza humana desatenderá la importancia de dichas influencias.

Para liberarse de los viejos hábitos, a menudo es indispensable distanciarse de los ambientes sociales que han colaborado en su desarrollo y que continúan fomentándolos. Generalmente, para romper con los ambientes que han favorecido el desarrollo de los malos hábitos mentales y físicos, lo mejor es cambiar de sitio y de amistades. Para aquellas personas con vigor y determinación, la mayoría de los elementos desfavorables de su entorno sólo son obstáculos por superar. Desgraciadamente, los individuos de este tipo no abundan demasiado.

Observar la disciplina higienista nos lleva a obtener otro gran provecho: el autodominio, en líneas generales. Abandonar caprichos, apetitos y hábitos inútiles de todo tipo, vencer nuestra apatía y no hacer caso de la oposición de los familiares y amigos, nos obliga a hacer cosas que, por muy beneficiosas que sean, exigen un esfuerzo decidido y sostenido.

En este sentido, puede afirmarse que un período de tratamiento higienista es un programa de gimnasia tanto física como mental, que difícilmente se podrá llevar a cabo por completo si no es un establecimiento exclusivamente dedicado a estos propósitos y organizado en todos los aspectos de acuerdo con sus requisitos.

Nos parece conveniente subrayar aquí el carácter positivo que tiene el ambiente amable que se respira en las instituciones higienistas. Cada uno sabe por propia experiencia el valor que tiene el estar en compañía de personas alegres y sencillas. Para el enfermo, esto adquiere especial significación: le inyecta optimismo y facilita su recuperación, al mismo tiempo que evita que se obsesione con sus dolencias. El ejemplo de otros pacientes (muchos de ellos con enfermedades más graves) que se van recuperando o que ya se han recuperado, es de incalculable valor para él, pues le ofrece esperanza y aliento. Esta es una cualidad que poseen las casas de reposo y es una característica casi exclusiva del «sistema higienista».

Si la institución está situada en el campo, como debería estar, la quietud, el contacto con la naturaleza, los paseos al aire libre entre árboles y flores, el canto de los pájaros y los otros aspectos amables que le ofrece, constituyen impagables elementos curativos que la ciudad no puede dar.

Ya desde el punto de vista del tratamiento material que se administra a los pacientes, un hospital nunca es un buen sitio, y es mucho peor todavía en el aspecto psicológico, pues todo ayuda a aumentar las dolencias del paciente. ¿Puede haber algo más desolador, para un enfermo, que estar encerrado en una sala de hospital junto a moribundos, respirando una atmósfera nociva, oyendo sólo gemidos y lamentos, atendido por severos mercenarios y tratado como un esclavo? El hospital es para el enfermo lo que el hospicio es para el que ha nacido pobre: un tipo de asistencia que le entierra en vivo.

He indicado las múltiples y variadas ventajas que una institución higienista cuenta para el paciente, y espero haberlo hecho de manera clara y comprensible. Sólo me resta añadir una palabra sobre la eficacia y general aplicabilidad de las medidas y procedimientos higienistas. El «tratamiento o cuidado higienista no está basado en el concepto de especificidad sino que se apoya en una concepción totalmente diferente de la naturaleza de la enfermedad y de los requisitos para la recuperación. Se fundamenta en el principio general de que el organismo posee dentro de sí mismo, en su estado original, la capacidad y los medios necesarios y suficientes para recuperarse, que casi siempre sus esfuerzos se ven coronados por el éxito sin mediar ayuda externa alguna, y que cuando su capacidad de autocuración no es suficiente para recuperar la salud, la ayuda del asesor higienista debe basarse en las leyes primarias de la vida, tal como se manifiestan en la biología y en la fisiología. Esto quiere decir que las medidas empleadas en el cuidado del enfermo deben ser idénticas a las que se requieren para el mantenimiento de la salud, excepto ciertas modificaciones obligadas por las distintas condiciones específicas en que se encuentre el enfermo. En otras palabras, confiamos en los agentes naturales de salud. Nuestros remedios cardinales son: aire, agua, alimentos naturales adecuadamente combinados, reposo (físico, mental, sensorial y fisiológico), temperatura templada, sol y saludables influencias mentales y morales. Junto con estos agentes naturales de salud, debemos esforzarnos en hacer desaparecer las causas de la enfermedad en la vida del paciente. Así que éstas son las herramientas con las que trabaja el higienista, y yo personalmente, puedo dar fe de su eficacia.

Consideraciones básicas sobre la combinación de los alimentos

por Virginia Vetrano, licenciada en Ciencias

Las reglas higienistas sobre la combinación de los alimentos están basadas en determinados hechos de la fisiología de la digestión, los cuales son bien conocidos por los biólogos y fisiólogos ortodoxos. A pesar de que dichos especialistas nunca hacen el mínimo esfuerzo para aplicar sus conocimientos a la vida de cada día, es importante que tengamos en cuenta, en nuestros hábitos dietéticos, las conocidas limitaciones de las enzimas digestivas. Lo que expongo en este artículo se basa por completo en la fisiología clásica, que aprendí en mis estudios de la universidad.

El aparato digestivo humano se compone de tres cavidades: la boca, el estómago y el intestino. Cada una de éstas posee su jugo (o jugos) digestivo característico, con el que se lleva a cabo el trabajo digestivo de la cavidad correspondiente. Así, el proceso de la digestión puede ser dividido en tres pasos o fases, siendo la misión de cada cavidad preparar el alimento para la acción de la siguiente. Aunque los fisiólogos y biólogos tienden a considerar la digestión salivar y la gástrica como poco importantes relativamente, muchos hechos, que desarrollaré en un próximo artículo, indican que la eficacia de la digestión intestinal depende del grado con el que las digestiones salivar y gástrica han sido realizadas. Hechas estas consideraciones, empezaremos el estudio del proceso digestivo.

La digestión es esencialmente el proceso por el cual las moléculas grandes se descomponen en moléculas más pequeñas por la acción de la hidrólisis enzimática. Hidro (agua) lisis (separar) significa separar mediante el agua, o descomponer moléculas grandes en otras más pequeñas añadiendo agua. Unos catalizadores orgánicos (enzimas) son necesarios para acelerar la hidrólisis. Sin la participación de las enzimas se necesitarían temperaturas muy elevadas y productos químicos muy fuertes para producirla, pero éstos destruirían el valor nutritivo de los alimentos. En el estómago, la hidrólisis tiene lugar a temperaturas relativamente bajas y en un corto espacio de tiempo. La tesis es que haría falta un año más para hidrolizar los alimentos sin la ayuda de las enzimas, pero desgraciadamente, los productos finales nunca serían realmente los mismos. Así vemos cuán sumamente importantes son las enzimas en la digestión.

Sin la digestión química, el organismo animal no podría aprovechar los alimentos. Estos deben ser reducidos al tamaño necesario para que puedan pasar a través de la membrana mucosa del intestino, y descompuestos en substancias que el organismo pueda asimilar, como por ejemplo el azúcar simple, resultante de la digestión de los hidratos de carbono, el glicerol y los ácidos grasos que provienen de las grasas de nuestra dieta, y los aminoácidos que provienen de las proteínas.

Sin una buena digestión, nos privamos de elementos muy importantes y permitimos la descomposición y putrefacción, que son causa de múltiples problemas.

Las enzimas son catalizadores orgánicos compuestos de proteínas complejas, de ahí la necesidad de aminoácidos para su síntesis. Un catalizador es un agente químico que, cuando se halla en presencia de una reacción química, acelera mucho su velocidad y que, al final de la misma, puede ser recuperado prácticamente sin haber sufrido cambio alguno. Se dice que las moléculas de las vitaminas también forman parte de las moléculas enzimáticas. Hay enzimas extracelulares (exoencimas), como las enzimas digestivas y la glucogenasa (esta última se encuentra en el hígado). Las exoenzimas actúan fuera de la célula que las segrega. Las endoenzimas actúan en el interior de la célula que las produce.

Cada enzima tiene una acción específica; esto quiere decir que actúa sólo sobre una clase de alimento (grasas, hidratos de carbono, proteínas, etc.), y sobre ninguna otra, o sobre una clase de productos resultante de una previa actividad de otras enzimas: Estas efectúan mejor su trabajo a la temperatura normal del cuerpo y cada una sólo puede actuar en un medio de pH bien determinado.

El pH de una substancia es su grado de acidez o de alcalinidad. Una substancia alcalina es aquella en la cual los iones oxhidrilos (OH) están en exceso con relación a los iones de hidrógeno (H). Si hay un exceso de iones de hidrógeno, la substancia es ácida. Si los iones oxhidrilos y los de hidrógeno se hallan en concentraciones iguales, la substancia es neutra. En aras de una mayor comodidad, el fisiólogo expresa la concentración de iones de hidrógeno con el símbolo químico pH. Midiendo la concentración relativa de iones de hidrógeno y oxhidrilos con un peachímetro, las substancias cuyo pH es siete son neutras, progresivamente más ácidas a medida que el pH desciende de siete a uno y progresivamente más alcalinas a medida que el pH sube de siete a catorce.

Las enzimas existen en una forma inactiva, como profermento o cimógeno, en el interior de la célula que las ha producido, y algunas pueden continuar siendo inactivas hasta que no sean activadas por activadores inorgánicos y quinasas (activadores orgánicos). Otras se convierten en enzimas activas en el momento de la secreción. Existen también las coenzimas, que aparecen cuando la acción de una enzima depende de la presencia de otra substancia, como ocurre en el caso de la lipasa pancreática que depende de la presencia de las sales biliares.

Antes se creía que la bilis tenía una acción antiputrefactiva, pero hoy día, al conocer mejor nuestras limitaciones enzimáticas, se sabe que la mayor cantidad de proteínas e hidratos de carbono en estado de putrefacción que se da en ausencia de bilis, se debe al hecho de que las grasas que entran en la comida no se digieren y de esta manera protegen de los jugos digestivos a los demás principios, con lo cual los alimentos sufren una descomposición bacteriana, cuyos productos finales son tóxicos. Esto demuestra la importancia de evitar los alimentos fritos y de no saturar el pan, las patatas y otras féculas con mantequilla, margarina, aceite y otras grasas.

Los alimentos, al entrar en la boca, son masticados e insalivados, con lo que se transforman en una masa blanda llamada bolo alimenticio. La primera enzima que actúa sobre el bolo es la ptialina o amilasa salivar, la cual empieza la digestión de los almidones, descomponiéndolos en dextrina y maltosa si se le permite continuar su acción en el estómago durante el tiempo suficiente. Luego hablaremos de esto con más detalle. El bolo adquiere una reacción neutra o ligeramente alcalina, lo que es esencial para que la acción de la amilasa salivar pueda continuar. Si la saliva es notablemente ácida, se para de inmediato la digestión salivar y se paraliza la primera fase de la transformación de los almidones en azúcares utilizables.

Después de haber sido masticado y ensalivado, el alimento pasa por el esófago y entra en el estómago, donde el jugo gástrico es vertido en grandes cantidades, de 1,5 a 2,5 litros por día. Es un fluido ligero, muy ácido (con un pH de 0,9 a 1,7), y que contiene proteínas, mucina, sales inorgánicas, alrededor de un 5% de ácido clorhídrico, y las enzimas pepsina y lipasa gástrica. Si no se ingiere ninguna proteína, el jugo tiene una reacción casi neutra.

Poco después de haber entrado la comida en el estómago, las contracciones empiezan en su región media, descendiendo hasta el extremo inferior llamado píloro. Este movimiento macera completamente los alimentos mezclándolos con el jugo gástrico y formándose así una masa bastante fluida llamada quimo. El extremo superior del estómago ejerce una presión sobre los alimentos que allí se encuentran, empujándolos constantemente hacia el extremo más activo del estómago: el prepíloro. De esta manera, habiendo sido mezclados por completo, los alimentos se convierten en un quimo líquido. En el estómago no existe separación entre los alimentos que componen una comida. Una batidora también bate sólo en su parte inferior, pero poco después de poner en marcha el motor, todo su contenido se halla profundamente mezclado. La acción de batido de la parte baja del estómago, la adición de una gran cantidad de fluido, más la presión constante ejercida por la parte superior sobre la comida ingerida (presión de la que carece una batidora), es de sobra suficiente para garantizar la completa maceración de los alimentos.

Como se ha dicho antes, las enzimas del estómago son la pepsina y la lipasa gástrica. La pepsina, que empieza la digestión de las proteínas, requiere un medio ácido para realizar su trabajo. Es segregada en forma de quimógeno pepsinógeno y se vuelve activa en presencia del ácido clorhídrico y del jugo gástrico. La pepsina es activa sólo si existe el ácido clorhídrico, y éste puede ser destruido por un álcali como el bicarbonato sódico.

La pepsina hidroliza las proteínas en varias fases y se obtienen proteasas peptonas, que son inabsorbibles y que deben seguir siendo hidrolizadas en el intestino por otras enzimas proteolíticas (rompedores de proteínas).

La otra enzima del estómago, la lipasa gástrica, actúa sobre las grasas, descomponiéndolas en ácidos grasos y glicerina, pero un medio ácido inhibe la acción de esta enzima. Los fisiólogos creen que las grasas sufren muy poca digestión en el estómago, o incluso ninguna, debido a la acidez del jugo gástrico, pero los higienistas han demostrado que, con unas combinaciones adecuadas, las grasas pueden digerirse en el estómago. El mismo hecho de que el jugo gástrico contenga una enzima capaz de partir las moléculas de grasa, indica que dicha enzima está allí por algún motivo, y en un medio favorable pondrá en juego sus propiedades. Las grasas y las proteínas constituyen una combinación muy mala, ya que las proteínas requieren para su digestión un medio acentuadamente ácido que inactivará la lipasa gástrica. Las grasas también inhiben la secreción gástrica, creyéndose que esto es debido a una hormona llamada enterogastrona. Sin embargo, cuando se comen las grasas con verduras, preferentemente crudas, el efecto inhibidor de las grasas sobre la secreción gástrica es neutralizado y la digestión de las proteínas tiene lugar con toda normalidad.

La digestión salivar o la acción de la ptialina o amilasa salivar sobre el almidón ocurre mientras se mastica la comida, durante su deglución y, en un corto espacio de tiempo, ya en el estómago. Este período de tiempo no es lo suficientemente largo para permitir una completa digestión salivar y, a no ser que se eviten las combinaciones de almidones y proteínas, la digestión salivar del almidón no será completa. Sabemos que la pepsina, que actúa sobre las proteínas, necesita un medio ácido para desenvolverse, y que la amilasa salivar, que digiere los almidones, necesita un medio alcalino. Luego, si los alimentos proteínicos, como frutos secos, queso, etc., se comen con alimentos ricos en almidón, como las patatas o el pan, tendremos una secreción gástrica ácida debido a la presencia de las proteínas, la cual paralizará rápidamente la digestión del almidón. Los alimentos con almidón no serán completamente digeridos hasta que lleguen al intestino delgado, donde continuará su hidrólisis, en el supuesto de que no hayan empezado antes a fermentar y a descomponerse. Hay que tener presente que es durante este período de espera cuando es más probable que ocurra la fermentación y la descomposición debido a la temperatura del estómago, y también que los productos de la descomposición bacteriana son siempre nocivos.

Cuando se comen los almidones solos, es decir sin proteínas, como por ejemplo una patata, la secreción gástrica que se vierte en el estómago es de pH prácticamente neutro, y la digestión salivar podrá continuar en el estómago.

Además del clorhídrico, hay otros ácidos que destruyen la amilasa salivar. Por ejemplo, los ácidos de las frutas como naranjas, pomelos; piñas, tomates, limones, limas, manzanas, uvas y bayas ácidas, etc., y el ácido del vinagre, así como los ácidos de los medicamentos. Comer frutas ácidas y utilizar vinagre para aliñar suspende la digestión salivar. Tampoco es conveniente beber zumos de naranja o de tomate en un desayuno a base de cereales, a pesar de ser un hábito tan común.

Las digestiones salivar y gástrica, cuando son llevadas a cabo normalmente, preparan la comida para la digestión intestinal, en la cual actúan las enzimas del «succus entericus» (la secreción de las glándulas intestinales), el jugo pancreático y la bilis. En el intestino se obtienen los productos finales de la hidrólisis, y entonces, los alimentos ya están preparados para ser absorbidos, lo que ocurre también en el intestino.

El «succus entericusu» (o secreción intestinal) contiene cuatro o cinco enzimas y tiene una reacción pronunciadamente alcalina. Las enzimas son las siguientes:

- la enteroquinasa, que activa la tripsina (la enzima del jugo pancreático que parte las moléculas de las proteínas);
- la erepsina, que completa el trabajo de la pepsina y de la tripsina, hidrolizando los péptidos hasta obtener los aminoácidos que los constituyen.

Las enzimas hidrolizantes del «succus entericus» hidrolizan los disacáridos (azúcares dobles) con la obtención de monosacáridos, que son azúcares simples como la glucosa y la fructosa. Sin las enzimas hidrolizantes, que convierten los disacáridos en monosacáridos, los primeros serían eliminados por los riñones porque, tal como son, no pueden ser utilizados por los tejidos del organismo.

La maltasa actúa sobre la maltosa y la dextrina, que son productos de la digestión salivar de los almidones. Otras dos enzimas hidrolizantes son la sucrasa, que hidroliza la sucrosa obteniéndose la glucosa y la fructosa, y la lactasa, la enzima del azúcar de la leche. La sucrosa es el azúcar de caña, pero también se encuentra en las verduras, en los jugos de muchas plantas y en algunas frutas. La mayoría de las frutas contienen los monosacáridos glucosa y fructosa. Si se combinan correctamente, las frutas son los alimentos más fáciles de digerir, ya que sus azúcares se encuentran en una forma totalmente asimilable y no necesitan sufrir hidrólisis alguna. Sólo hay que absorberlos y utilizarlos. La lactasa actúa sobre el azúcar de la leche (lactosa), hidrolizándola y obteniéndose glucosa y galactosa.

Otros constituyentes del «succus entericus» son la nucleasa, que hidroliza los ácidos nucleicos de las nucleoproteínas, y la secretina, que es una hormona de la que no será necesario tratar en este corto artículo.

La bilis desempeña muchas funciones importantes en el intestino delgado. Es un fluido alcalino, de pH entre 6,8 y 7,7, compuesto de agua, pigmentos biliares, ácidos biliares, sales biliares, colesterol, lecitina y grasas neutras. La secreción de bilis por parte del hígado es continua, pero sólo entra en el duodeno cuando está el quimo. Se puede considerar la bilis como una coenzima de la lipasa pancreática, pues ésta, cuando se combina con la bilis, descompone las grasas más rápidamente que cuando se encuentra sola. La bilis facilita la absorción de los ácidos grasos combinándose con ellos, haciéndolos más solubles y, por lo tanto, de más fácil absorción. Ayudan también a la asimilación de muchas vitaminas liposolubles, especialmente, las vitaminas D, E y K. La bilis tiene además muchas funciones que no conciernen a la digestión.

Las enzimas del jugo pancreático son la tripsina y la amilasa y la lipasa pancreáticas. La tripsina hidroliza las proteínas obteniéndose así proteosas, peptonas y polipéptidos y, con el tiempo suficiente y en condiciones favorables, continua su acción hasta conseguir los aminoácidos necesarios. Cuanto más eficiente y completa haya sido la digestión péptica en el estómago, tanto más probable será que la trepsina y la erepsina puedan completar la hidrólisis de las proteínas. Normalmente, las proteínas son hidrolizadas en la digestión gástrica, produciendo proteosas y peptonas. Pero, en condiciones desfavorables, las proteínas pueden pasar al intestino sin haber sufrido la digestión péptica. Los fisiólogos creen que la enzima tripsina del jugo pancreático puede iniciar la digestión de las proteínas y reducirlas a proteosas y peptonas, polipéptidos, dipéptidos y finalmente a aminoácidos. Sin embargo, parece razonable pensar que una digestión péptica profunda de las proteínas antes de ser expelidas del estómago, garantiza el final de su hidrólisis en el intestino, evitándose de esta manera su putrefacción.

Los higienistas no estamos de acuerdo con la creencia de los fisiólogos, de que las digestiones salivar y gástrica no son importantes. El grado de perfección con que las enzimas llevan a cabo su trabajo, depende del tiempo de que dispongan para actuar. Por lo tanto, es obvio que una profunda digestión péptica de las proteínas reducirá el tiempo requerido para la finalización del proceso de hidrólisis en el intestino.

Las diversas enzimas de los jugos pancreático e intestinal que completan la digestión de las proteínas, carbohidratos y grasas en el intestino, actúan sólo en un medio alcalino. El quimo que proviene del estómago es ácido, pero la bilis del hígado y el jugo pancreático, ambos alcalinos, suministran rápidamente un entorno alcalino para que puedan realizar su trabajo las enzimas del intestino. No necesitamos preocuparnos por *las* combinaciones de los alimentos en lo que a la digestión intestinal se refiere, a excepción de señalar que la mejor preparación para ésta, son unas buenas digestiones salivar y gástrica. La combinación de los alimentos es, por lo tanto, de suma importancia con relación a la digestión salivar y *a* la digestión gástrica.

(Extraído y traducido de la revista
Doctor Shelton's Hygienic Review, Julio de 1977).

LISTA DE ALIMENTOS	COMBINACIONES	
	BUENAS	MALAS
Frutas dulces o muy poco ácidas	Leche cuajada	Frutas ácidas, prótidos, leche, amiláceos (cereales), pan, patatas, etc.
Frutas ácidas	Frutas ácidas, aceptables con nueces y leche	Azúcares (toda clase), amiláceos (salvo nueces)
Verduras (incluidas lechugas)	Todos los prótidos y los amiláceos	Leche
Amiláceos o farináceos	Verduras, grasas y aceites	Todos los prótidos, ácidos, frutas y azúcares
Carne y pescado (todo tipo)	Verduras	Leche, amiláceos, azúcares, todos los prótidos, frutas, vegetales, ácidos, mantequilla, nata aceites, tocino y manteca
Huevos	Verdura	Ídem
Queso	Verduras	Ídem

LISTA DE ALIMENTOS	COMBINACIONES	
	BUENAS	MALAS
Leche	Mejor tomada sola, aceptable con frutas ácidas	Todos los prótidos, verduras y amiláceos
Grasas y aceites	Todos los amiláceos y las verduras	Todos los prótidos
Melones y sandías	Se toman solos	Todos los demás alimentos
Cereales y derivados (pan, etc.)	Verduras	Frutas ácidas, todos los prótidos, azúcares y leche
Leguminosas secas: habas, guisantes, etc. (no se incluyen las leguminosas verdes, que se deben considerar como verduras)	Verduras	Todos los prótidos, azúcares, leche, frutas, aceites y grasas

TABLA DE COMBINACIONES ALIMENTARIAS

(Extraída y adaptada de H. M. Shelton: *Orthotrophy*, 1956, 4ª edición, pág. 321)

A = ACEPTABLE: evitar en caso de alteraciones digestivas.
B = BUENA: asimilada por las digestiones más débiles.
M = MALA: evitar siempre.
P = POBRE: exige una fuerte capacidad de digestión.
VERDURAS: todas las que crecen por encima del suelo; preparadas solas o ensaladas.
NUECES: todo tipo de frutos azoados: almendras, avellanas, nuez de caoba, piñones, etc.
PRÓTIDOS: carnes y pescados, huevos, leche, queso, nueces, etc.
AMILÁCEOS O FARINÁCEOS: todos los cereales y sus derivados (pan, pastas, etc.), hortalizas de raíz (zanahoria, nabo, remolacha, patata, colinabo, etc.), las leguminosas (guisantes, habas, alubias, etc.).
FRUTAS DULCES: plátano, uva dulce, dátil, higo, etc.

	PRÓTIDOS (azoados)	ALMIDONES (glúcidos)	GRASAS (lípidos)	LECHE FRESCA	LECHE CUAJADA	VERDURAS (crudas o cocidas)	FRUTAS ÁCIDAS	FRUTAS SEMIÁCIDAS	FRUTAS DULCES (secas)	MELONES
PRÓTIDOS (azoados)	B	M	M	M	M	B	M	M	P	M
AMILÁCEOS (glúcidos)	M	B	B	M	M	B	M	M	P	M
GRASAS (lípidos)	M	B	B	A	A	B	B	B	B	M
LECHE FRESCA	M	M	A			P	A	A	A	M
LECHE CUAJADA	M	M	A			P	A	A	A	M
VERDURAS (crudas o cocidas)	B	B	B	P	P	B	P	P	P	M
FRUTAS ÁCIDAS	M	M	B	A	A	P	B	B	P	A
FRUTAS SEMIÁCIDAS	M	M	M	M	M	M	A	A	A	B
FRUTAS DULCES	P	P	B	M	A	P	P	B	B	A
MELONES	M	M	M	M	M	M	A	A	A	B

FRUTAS SEMIÁCIDAS: pera, manzana, melocotón, albaricoque, cererza, ciruela, etc.
FRUTAS ÁCIDAS: limón, naranja, pomelo, piña, tomate, coque, cereza, ciruela, etc.

Nota: los frutos oleozoados (nueces) y el queso son aceptables con las frutas ácidas.

La vida fragmentada

Por el doctor Herbert M. Shelton

Una mujer me escribió un día que los miembros de la Sociedad Americana de Higiene Natural tienden a creer y a enseñar que la alimentación es el factor más importante de la salud. Estoy de acuerdo con ella. Este error es muy común. ¿Tiene usted las uñas encarnadas? Necesita un régimen. ¿Tiene usted caspa? Necesita un régimen. ¿Dolores de cabeza? Necesita un régimen. ¿Participará en los próximos Juegos Olímpicos? Necesita un régimen. «Una alimentación correcta es la vía hacia la salud, es lo que divulgan por todas partes a los hombres y mujeres que ignoran hasta el sentido de la palabra alimentación.

Una higiene real es una síntesis de todos los factores normales de vitalidad y no simplemente un régimen alimenticio. Tanto como la alimentación, deben tenerse en cuenta el agua pura, el aire puro, el sol, la limpieza, los ejercicios cotidianos, el reposo y el sueño en tiempo oportuno y el equilibrio emotivo. Unos «maestros y su séquito, que no comprenden nada del higienismo y se han mostrado incapaces de captar todos sus aspectos, están metidos de nariz en los asuntos de alimentación y omiten con desidia todo lo demás. Demasiado ocupados con la nutrición, no son suficientemente sensibles al hecho de que es el conjunto del modo de vida lo que determina el estado de salud o de enfermedad. Este es el principio que debemos comunicar, en lugar de la idea de que es suficiente con cambiar la manera de alimentarse para encontrarse perfectamente.

La primera causa del descaecimiento de la salud es la enervación, y ésta tiene miles de causas. La enervación, que frena el catabolismo y la eliminación, y abre la vía a la toxemia general, es el factor causante, fundamental, de las enfermedades humanas. Demasiado numerosos son los profesores y los estudiantes inducidos a error por los bioquímicos que reducen al hombre a una ecuación química. El hombre ya no es un organismo viviente que se mueve, que siente y que piensa, sino una probeta en la que se vierten, siguiendo ciertas fórmulas, productos químicos en forma de alimentos, y reactivos en forma de vitaminas, provocando determinadas «reacciones». Según estos bioquímicos, si se manipulan correctamente estas fórmulas, se puede adquirir y mantener la salud sin tener en cuenta los demás factores presentes, a pesar de que ellos mismos reconocen que sus reacciones son tributarias de otros factores.

Para facilitar la eliminación de toxinas, el ayuno, que constituye un reposo fisiológico, es un medio más seguro que cualquiera de los regímenes recomendados por los vendedores de milagros. Los rayos solares son mucho más útiles que un camión de píldoras vitaminadas. El aire puro, inaccesible para los ciudadanos condenados al humo y a la contaminación, es igualmente tan importante como la alimentación.

Los residuos radioactivos son muy peligrosos, no sólo para los individuos, sino también para el capital genético de las generaciones venideras. No obstante, no lo son más que los rayos X. Pero muchos de los que se oponen frenéticamente a los residuos radioactivos, se dejan radiografiar con regularidad (o son adictos a la televisión. N.D.T.). ¿Hasta qué grado de inconsecuencia podremos llegar?

De lo que tenemos necesidad actualmente, es de hombres y mujeres inteligentes y trabajadores que, habiendo comprendido la higiene vital, ayuden a dar a conocer los principios y la práctica, y no permitan verlos dirigidos hacia caminos equivocados que no llevan a ninguna parte, o hacia vías oscuras de las que es difícil salir.

En 1932, di en Nueva York una larga serie de conferencias y cursillos. Durante estos días, hablé de las numerosas causas de la enervación y de la toxemia. Insistí en los diversos factores de la vitalidad: la alimentación, el ejercicio, el reposo y el sueño, el aire puro, el equilibrio emotivo, etc. Un hombre joven vino a todas las conferencias y se mostró entusiasmado por lo que yo intentaba enseñar. Un año después, cuando volví a Nueva York, participó de nuevo en las conferencias así como en los cursillos, siempre tan entusiasta. Pero al año siguiente, cuando repetí el ciclo de conferencias, no se presentó más. Me extrañé por ello y supe que estaba con un conferenciante de su ciudad, versado en ciertas ideas metafísicas y religiosas.

Me cité con él y le pregunté por qué había dejado el higienismo. Me respondió: «He aprendido que el régimen alimenticio no lo es todo». Yo nunca había dicho que lo fuese. Había puesto en evidencia todos los factores de vitalidad y creía que le había convencido de la necesidad de integrar todos estos factores en un conjunto coherente. Pero él no había retenido nada, salvo lo que dije sobre la nutrición y alimentación. Habiendo aprendido que «el régimen alimenticio no lo es todo», había abandonado el higienismo.

¿Debemos contentarnos con fragmentos? Fragmentando el higienismo para presentarlo a la gente como un programa de vida con «ideas fijas», se retarda así su expansión al mismo tiempo que lo perjudicamos con nuestra estrechada visión de la vida y de la vitalidad.

Conclusiones

Por André Torcque

Más de treinta años dedicados al estudio de la alimentación higienista, y ante todo su puesta en práctica, me permiten aportar mi pequeño grano de arena en esta cuestión.

Conozco bien las dificultades que encuentran los neófitos que desean introducirse en el tema, tanto aquellos que se alimentan de forma convencional como los que, de un modo u otro, modificaron ya su alimentación. Deseo evitar que estas personas cometan faltas importantes durante el cambio, lo que podría provocar el desaliento y el abandono.

El error más corriente y más grave es querer reformar la alimentación de manera excesivamente rápida, y aplicar sin transición y de forma estricta las reglas de las combinaciones alimentarias. Esta torpeza es muy común, no sólo en cuanto se refiere a este aspecto del higienismo, sino también por todo lo demás, y por eso, conviene hacer hincapié en que jamás procede actuar con prisa y sin la debida moderación.

Parece evidente que lo ideal sería que el hombre no mezclara sus alimentos. Puesto que hoy en día las mezclas son inevitables para la mayor parte de nosotros, por lo menos deberían tenerse en cuenta las incompatibilidades, de acuerdo con los principios expuestos en este libro.

Ahora bien, durante miles de años el hombre ha ido heredando y ampliando desviaciones en su forma de vida en general y en su modo de alimentación en particular: esto ha dejado huellas fisiológicas y psicológicas, que a veces resultan difíciles de borrar. Por supuesto, esta adaptación incorrecta nos ha llevado a una notable degeneración física, fisiológica, mental y espiritual, por lo que es imprescindible volver a unas normas más acertadas.

Romper de súbito con nuestros malos hábitos y obligarnos a la fuerza a seguir reglas estrictas, aunque ideales, genera reacciones fisiológicas de *readaptación* y de desintoxicación (náuseas, sensación de debilidad, etc.) muy normales y sin ningún carácter de peligrosidad, que generalmente asustan a las personas que no tienen un suficiente conocimiento de la psicosomática natural.

Estas reacciones son a menudo desagradables y pueden alterar de una forma pasajera el curso normal de la vida diaria, ya que son muy pocas las personas que tienen la posibilidad de interrumpir sus actividades el tiempo suficiente para lograr la total readaptación.

Pero el obstáculo más delicado se encuentra en el aspecto psicológico. Nuestra herencia, educación y «cultura» han elevado en nuestro subconsciente barreras imposibles de echar abajo de golpe. Es menester tener muy en cuenta el factor tiempo, en relación con la facultad de adaptación peculiar de cada uno. Varios meses, varios años (y quizás varias vidas) son necesarios para conseguir la anulación de la memoria negativa de nuestras células.

No se trata en ningún caso de crearse conflictos psicológicos en nuestra búsqueda del perfeccionamiento. Una alimentación (o un modo de vida) basada en el miedo, es peligrosa. Hay que cultivar la paciencia, la esperanza, la sabiduría y la alegría, y permitir que se vuelva a manifestar nuestro instinto perdido. Lo único importante es cambiar la manera de vivir y sobre todo de pensar (aunque sea muy poco a poco), recobrar la serenidad y la fe, y procurar ser feliz día tras día.

Por todo ello, es de suma importancia ir lenta y progresivamente en la reforma, sin que esto implique un estancamiento. Cuando se emprenda una modificación, por modesta que sea, tiene que ser ante todo comprendida y aceptada a la perfección. Sólo así se consiguen resultados alentadores, estables y... rápidos.

Por lo que se refiere a las combinaciones, hay dos reglas que me parecen importantísimas y son las primeras que aconsejaría tener en cuenta. Una se refiere a las frutas, las cuales son con toda seguridad el alimento ideal para el hombre, pudiendo sin embargo resultar muy peligrosas si se toman en malas combinaciones.

No admiten ninguna mezcla porque, como lo explica el doctor Shelton, al ser mezcladas con otros alimentos, producen una fermentación alcohólica y perturban gravemente la digestión y la asimilación. De esta forma, lejos de proporcionar al cuerpo los minerales y vitaminas que contienen en abundancia, lo desmineralizan y provocan desequilibrio y carencias.

He conocido a algunas personas que, sin haber tomado nunca bebidas alcohólicas, presentaban indudables síntomas de alcoholismo. La regla de oro es tomar la fruta exclusivamente sola, por ejemplo en el desayuno o bien en la comida del mediodía. No recomiendo tomar fruta para cenar, sobre todo si es ácida, y menos aún en el caso de las personas nerviosas.

La segunda regla abarca a las comidas restantes que no incluya frutas. Es imprescindible que éstas comiencen por una ensalada compuesta de lechuga, verduras y hortalizas crudas. Esta práctica resta en una cierta medida los efectos de otras malas combinaciones que podrían hacerse a continuación.

Por otro lado, el hecho de empezar una comida con alimentos crudos impide en parte la hiperleucocitosis postprandial (aumento de la producción de glóbulos blancos, que ocurre en caso de cualquier agresión al organismo), que se observa cuando se ingieren alimentos cocidos.

Y por último, el hecho de tomar un copioso plato de verduras crudas impide comer a continuación demasiados alimentos ricos en proteínas y almidones, lo cual no implicará una carencia de ellos, puesto que el régimen alimenticio en nuestros países es excesivamente rico en estos elementos. El exceso de, proteínas y carbohidratos es sin duda alguna una de las causas principales de las graves enfermedades de degeneración (como por ejemplo el cáncer).

Después de que todo lo antes dicho haya sido puesto en práctica hasta el punto de convertirse en una norma habitual, se deberá prestar una especial atención para evitar la combinación de farináceos con ácidos. Creo de interés reproducir a continuación el régimen asociado propuesto por *Désiré* Merien en el número 30 de su excelente revista *Nature et Vie*:

I - Comida de frutas
DESAYUNO (HACIA LAS 8 DE LA MAÑANA)

Tomar frutas frescas, si es posible ácidas o semiácidas. *Por* ejemplo: naranjas, pomelos, clementinas, etc. La cantidad depende de las necesidades de cada uno. *Como* término medio: *un* pomelo, *o* una naranja grande, o dos o tres clementinas. Aquí igualmente, la cantidad debe ajustarse *a* las necesidades de cada uno.

Las frutas frescas tienen la particularidad de dejar prolongarse al máximo la desintoxicación que se produ-

ce durante el ayuno nocturno. Las frutas secas dulces, muy concentradas y con un alto grado de calorías, serán mejor aceptadas por el organismo tomándolas después de remojarlas y complementándolas con fruta fresca.

II - Comida glucídica
ALMUERZO (ENTRE LAS 12 Y LAS 13 H.)

El horario es flexible, pero recomendamos dejar un espacio suficiente con relación a la hora del desayuno de frutas (de tres a cuatro horas). Esto lleva como consecuencia un reposo provechoso para el estómago.

- A) Empezar la comida con verduras y hortalizas crudas:
  - blandas: lechuga tierna, milamores, etc., según la estación;
  - semiduras: endivia, escarola, col, etc;
  - duras: zanahoria, remolacha, nabo, colinabo, apio, etc.

Según las posibilidades digestivas de cada uno, elegir verduras y hortalizas crudas más o menos blandas. Estos alimentos deberán consumirse sin ningún tipo de aliño, o bien sólo con una pequeña cantidad de aceite o de mantequilla.

He aquí algunas observaciones acerca de la preparación de hortalizas y verduras crudas. Siempre y cuando el estado de la dentadura sea satisfactorio es preferible utilizar los propios dientes para rallar y masticar los alimentos. En caso de dentadura mediocre, es útil rallar las hortalizas duras; una vez en la boca, éstas deberán insalivarse cuidadosamente antes de ser ingeridas.

▶ B) Consumir un glúcido fuerte:

Esto es una proposición, no una obligación. Mientras que uno permanece en el período de transición consumiendo un glúcido fuerte, proponemos alternar un día cereales y otro patatas.

Los cereales (el trigo y el arroz son los más utilizados) son cocidos en agua, luego secados en el horno con vistas a volverlos más aptos para la acción de la amilasa salivar (la ptialina):

Las patatas se cuecen generalmente en agua, aunque es mejor el vapor o al horno. En este último caso, se recomienda partir por la mitad, longitudinalmente, aquellas que sean más grandes, para favorecer la cocción. No hay que consumir la piel que se halla alrededor de los ojos, ni tampoco la reverdecida por la acción de la luz. La cantidad de glúcidos que deben consumirse depende de la salud de cada uno, y de su edad: los jóvenes, los adolescentes y los adultos que deben realizar esfuerzos podrán tomar un poco más que las personas con salud delicada, los ociosos y los ancianos.

▶ C) Añadir un elemento graso:

Siendo compatible la asociación de glúcidos y de lípidos, añadiremos un elemento graso: mantequilla cruda o aceite virgen (es decir de primera presión en frío).

El organismo es capaz de elaborar sus propios elementos grasos a partir de los glúcidos. No obstante, las materias grasas antes citadas contienen además unos elementos equilibrantes y protectores (vitaminas, enzimas, etc.).

Las grasas deben consumirse con moderación, sobre todo por aquellas personas cuyo estado de salud sea deficiente y por los ancianos. Pueden proporcionarse en mayor cantidad a los niños y adolescentes, y a los adultos que realizan esfuerzos físicos importantes.

III - Comida protídica
CENA (ENTRE 19 Y 20 H.)

Este horario permite un tiempo de reposo estomacal al final de la tarde. Sugerimos dos tipos de comidas protídicas en el régimen asociado:

- A) Comida a base de hortalizas y prótidos: es la mejor comida protídica, siendo esta asociación muy compatible.

Las hortalizas deben cocerse moderadamente. Quedarán entre crudas y cocidas, variable según el gusto de cada uno. Esta semicocción de las hortalizas se hace al vapor, por ejemplo en una cesta de acero inoxidable. Los tiempos de semicocción son variables. Se necesitan unos minutos para las espinacas y una decena de minutos para ciertas raíces, tales como la zanahoria o el colinabo. Cada uno determina fácilmente los diferentes tiempos de cocción que corresponden a cada hortaliza. Algunos utilizan un minutero: es muy cómodo.

Estas hortalizas serán consumidas tal cual, sin ningún aliño. Se servirán en primer lugar, antes del prótido elegido para la comida, que puede ser uno de los siguientes:

- requesón escurrido;
- un queso no fermentado (tipo gruyére);

- uno o dos huevos (pocas veces);
- nueces (o almendras, avellanas, aguacates, etc.).

Los huevos se consumirán preferentemente pasados por agua, con un tiempo de cocción inferior a cinco minutos en agua hirviendo.

Las nueces deberán ser descascaradas y puestas en remojo unas dos horas antes de las comidas[1].

Estos prótidos corresponden al régimen vegetariano mediano de transición. Los carnívoros pueden consumir de vez en cuando un poco de carne o de pescado. Los vegetarianos estrictos no aceptan más que todas las variedades de nueces.

La cantidad de prótidos que se han de consumir debe ser moderada y corresponder a las necesidades reales de cada persona:

- B) Comida a base de frutas y prótidos: se basa en la semicompatibilidad de las frutas y de determinados prótidos tales como yogur y leche cuajada, debido a la rapidez de digestión de estos alimentos.

Esta comida se compone de frutas frescas, semiáridas o dulces: manzanas, peras, uvas, melocotones, etc., a las cuales se añaden productos lácteos: leche cuajada natural o yogur. Las frutas ácidas no deben consumirse al

---

1. Para evitar pérdidas de minerales y vitaminas, es mejor poner las nueces, almendras, etc. en remojo con su cáscara, dos o tres días antes de consumirlas. Las comidas II y III pueden invertirse, de modo que la comida glucídica sea tomada en lugar de la protídica y viceversa.

final del día. La leche cuajada natural, siendo más dulce que el yogur, resulta más conveniente para aquellas personas con digestión débil.

Excepcionalmente, algunas frutas secas azucaradas (higos secos, uvas pasas, ciruelas secas, etc.), previamente remojadas, pueden complementar esta comida.

No aconsejamos la asociación de frutas ácidas con nueces, por incompatibilidad de los tiempos de digestión, ni tampoco la de frutas ácidas con frutas secas dulces.

Para finalizar estas conclusiones, creo importante poner de relieve el hecho de que la higiene vital no es en absoluto un sistema alimentario, sino un arte de vivir, en el cual la alimentación sólo es uno de los factores naturales de salud.

Antes de emprender una reforma alimentaria, es indispensable estudiar y comprender en qué consiste realmente el higienismo.

Por esta razón, impartimos unos cursos sobre el tema, que completamos mediante textos publicados en boletines y monografías. Y para que no haya dudas de que la higiene vital es muchísimo más que una banal reforma alimentaria, incluimos en este libro el artículo *La vida fragmentada* del doctor Herbert M. Shelton.

Recetas

por Christiane y André Torcque

Las recetas que presentamos a continuación son, a propósito, muy sencillas y adecuadas para permitir la preparación rápida de comidas sabrosas, sanas y a la vez agradables para la vista.

Aquellos que necesiten recetas más sofisticadas, las encontrarán fácilmente en las numerosas obras ya publicadas sobre el tema, y podrán remitirse a la selección bibliográfica reseñada al final de este mismo libro.

Le corresponde a cada uno adaptar estas recetas según su propia inspiración del momento, para favorecer el desarrollo de su creatividad personal y evitar estancarse en una rutina cotidiana, copiada y estereotipada: Las combinaciones se respetarán en toda la medida de lo posible, evitando caer en el sectarismo tan frecuente por doquier, y admitiendo términos medios y excepciones, sin sentimiento de culpabilidad ni trauma.

No se han especificado ni las cantidades ni las proporciones de los ingredientes, puesto que no son iguales para todos y que pueden variar también según los momentos. Hay días que se come más y otros menos. Cada uno debe aprender a conocerse a sí mismo, sus propias limitaciones, necesidades y gustos, huir de la monótona estandarización, y recobrar el instinto natural. Preparar una comida sana y agradable debe convertirse en un placer creativo, y no en un pensum aburrido y repetitivo.

Platos crudos

En una fuente redonda u oblonga, disponer armoniosamente sobre un lecho de lechuga, de acuerdo con la preferencia del momento y la estación, tres o cuatro variedades de hortalizas, bien sea ralladas o cortadas en tiras finas. Al principio se puede adornar el conjunto con algún aroma (perejil, estragón, cebolleta, albahaca, orégano, etc.), evitando, sin embargo, utilizar con frecuencia el ajo y la cebolla crudos, por ser éstos demasiado irritantes (ver nuestro artículo El ajo en el *Boletín de afiliados* de enero / febrero de 1980). Más adelante, a medida que uno vaya recobrando el paladar, se saborearán mejor los alimentos crudos en su estado natural.

EJEMPLO
Preparar primero un fondo de hojas verdes (no más de dos variedades elegidas entre: lechuga, escarola, endivia, achicoria, milamores, berro, etc.). En el centro de la fuente, colocar una raíz rallada (zanahoria, colinabo, remolacha, etc.). En torno se dispondrá un círculo de tallos de apio blanco cortados a trozos, luego otro de lonjas de champiñones crudos. Adornar con olivas negras (no recomendamos las verdes). Aliñar con un poco de aceite de oliva virgen. Es el único aliño válido, aunque para los principiantes, se permite unas gotas de zumo de limón y muy poca sal marina, que paulatinamente se irán suprimiendo.

He aquí unas cuantas preparaciones de platos crudos:

- Lechuga, rodajas finas de calabacín, tallos de apio blanco (tierno y joven), zanahorias ralladas.
- Escarola, tiras finas de col blanca, rodajas de tomate maduro, olivas negras.
- Endivia, pequeños trozos de coliflor (sobre todo los troncos, de sabor más suave que las inflorescencias), zanahoria rallada, rabanillos enteros o en rodajas.

- Lechuga, apio nabo rallado, remolacha rallada (a estas dos hortalizas conviene añadir unas gotas de limón para evitar su rápida oxidación), aceitunas negras.
- Achicoria, col lombarda rallada o en tiras, trozos de manzana, unas avellanas o almendras ralladas.
- Lechuga, hinojo (bulbo) en finas lonjas, tomate, champiñones y pepinos en rodajas.
- Escarola o endivia, tallos de apio blanco, nueces troceadas, manzanas ralladas o troceadas.
- Lechuga, tomate, pepino, aguacate o queso (tipo gruyére o manchego tierno) troceado.
- Lechuga, plátano muy maduro, nata líquida o montada (no azucarada). Es un plato riquísimo.
- Lechuga, higos frescos (o secos puestos en remojo durante doce horas), nata líquida o montada.
- Lechuga, alcachofas tiernas, aguacates.
- Ensalada de champiñones crudos: lavar bien los champiñones; secarlos (no pelarlos), cortarlos en lonjas finas (sombreretes y tallos), y aliñar con aceite de oliva virgen, zumo de limón, algo de sal marina y perejil picado. Servir fresco y recién hecho.

En las ensaladas pueden también mezclarse una pequeña cantidad de semillas germinadas, preferentemente trigo y alfalfa. No pasar de una cucharada sopera por persona, ya que son alimentos muy concentrados. No recomendamos la soja germinada. Sin embargo, personalmente preferimos consumir los germinados al principio de la comida, sin mezclarlos con otros alimentos, y masticándolos a fondo.

Platos cocidos
Podemos elegir entre tres métodos para la cocción de las hortalizas: al vapor, estofado, o al horno.

Se recomienda más la cocción al vapor, puesto que conserva mejor el sabor original del alimento, lo que indica que también se conservan mejor los principios nutritivos. Las personas que, a causa de su deficiente poder digestivo, o de su nerviosismo, tengan dificultades en digerir los vegetales crudos, se encontrarán bien con esta manera de cocerlos medianamente.

Se utiliza una olla, con preferencia de fundición esmaltada de muy alta calidad, o si no, de acero inoxidable:

Los utensilios de barro barnizado son casi siempre nocivos, puesto que su barniz contiene plomo, el cual se libera en los alimentos en el transcurso de la cocción. Algunas marcas extranjeras ya suministran utensilios cuyo barniz o esmalte está garantizado sin plomo.

Hay que evitar el aluminio que, con el efecto del calor y de los ácidos, desprende sales de alúmina muy perjudiciales. Las ollas a presión no se admiten en una cocina que pretende elaborar comidas saludables. Destruyen y modifican profundamente las moléculas de los alimentos, que se vuelven peligrosísimas para el organismo (ver *El alimento vivo* de Christian Jaime, editado por Puertas Abiertas a la Nueva Era).

Para conseguir una correcta cocción al vapor, se procede de la siguiente manera. En el fondo de una olla, se coloca una rejilla de acero inoxidable, de un diámetro algo inferior a dicho fondo. Un salvamanteles sirve perfectamente.

Poner agua hasta la altura de la rejilla. Encima de ésta, se colocan las hortalizas que se han de cocer, se tapa la olla y se pone al fuego. A veces es necesario añadir algo de agua para compensar la evaporación de ésta durante la cocción. Se deja en el fuego hasta obtener el grado de cocción deseado, variable para cada persona.

Para las hortalizas muy pequeñas (los guisantes, por ejemplo), se puede utilizar una especie de cesta de acero inoxidable, que se vende en los comercios.

- **Alcachofas al natural.** Cocerlas al vapor y servirlas templadas con sólo un poco de aceite de oliva virgen, o con una salsa preparada de la siguiente manera: majar unas olivas negras y una pizca de ajo, y mezclarlo con perejil picado y aceite de oliva. Salsa deliciosa para acompañar a una rebanada de pan moreno.

- **Espárragos.** Escogerlos muy tiernos y lavarlos bien, sin pelar. La manera más sencilla y sabrosa de prepararlos es cocerlos al vapor, y servirlos tal cual con un poco de aceite de oliva virgen o de mantequilla, y con un poco de perejil picado.

- **Berenjenas rellenas.** Partirlas longitudinalmente en dos y ahuecarlas. Picar finamente champiñones, muy poco ajo, perejil y la pulpa de las berenjenas, y mezclarlo todo con queso rallado (emmental o gruyère). Con esta mezcla se rellenan las medias berenjenas ahuecadas, que se colocan luego en una fuente. Guisar al gratén en el horno a fuego moderado. Se puede también cubrir con un puré natural de tomates antes de poner al horno.

Si se quiere servir con arroz, es mejor no incluir queso rallado en el relleno. En este caso, tampoco se utilizará el puré de tomate.

La misma receta sirve perfectamente para los calabacines y los pimientos morrones (deliciosos con arroz).

- **Remolachas al vapor.** Quitar la piel de las remolachas después de haberlas cocido al vapor, cortarlas en trozos y servirlas con arroz cocido al agua, aliñándolo todo con aceite de oliva virgen y perejil picado.
  Se puede sustituir el arroz por patatas asadas con su piel, o por pan moreno.

- **Hojas de remolacha con champiñones.** Dejar escurrir bien las hojas de remolacha, después de haberlas cocido al vapor. En una olla, rehogar unas cebollas cortadas en lonjas y champiñones en trozos.
  Añadir las hojas de remolacha someramente picadas y nata líquida. Mezclarlo bien todo junto.

- **Tallos de acelga con salsa de tomate.** Después de lavarlos bien, cocer los tallos al vapor, y ponerlos en una fuente. Se cubren con un puré de tomates frescos y, por encima de todo, una capa fina de queso rallado (gruyere o emmental). Introducirlo en el homo a fuego moderado.
  Se puede reemplazar la salsa de tomate por finas rodajas de tomates bien maduros, que se colocarán por encima del queso rallado antes de pasarlo al horno.
  Esta preparación conviene también para todas las variedades de col, incluso la coliflor.

- **Hojas de acelga parmentiéres.** Cocer las hojas al vapor, escurrirlas y picarlas finamente. Aparte, preparar un puré de patatas. En una fuente, disponer una capa de puré, una de acelgas y así sucesivamente. Pasar al gratén en el horno. También se pueden mezclar por completo los ingredientes, añadiendo nata líquida. Esta receta conviene asimismo para las espinacas, los puerros y la col.

- **Zanahorias.** Las zanahorias al vapor, servidas naturales, con perejil picado y aceite virgen o mantequilla, son deliciosas. Pueden servirse con arroz hervido, patatas al vapor o pan moreno.

- **Zanahorias con guisantes.** Cocer juntos cebollitas, zanahorias jóvenes y guisantes tiernos. Al cabo de media hora, añadir las hojas de una pequeña lechuga. Dejar a fuego lento hasta acabar la cocción.

- **Apio nabo con patatas.** Una vez cocidos juntos (al vapor) cantidades iguales de patatas y de apio nabo, pasarlo todo por el pasapuré, añadir un poco de nata líquida y mezclarlo bien todo. Puede servirse tal cual o bien después de pasarlo por el horno.

- **Tallos de apio.** Escoger un hermoso apio blanco, quitarle las hojas, cortar los tallos en varios trozos y cocerlos al vapor. Una vez cocidos, disponerlos en una fuente, añadir puré de tomate y queso rallado, y pasarlo todo al horno. Esta receta también es conveniente para los bulbos de hinojo.

- **Champiñones rellenos con cebolla.** Derretir unas cebollas en aceite de oliva. Escoger champiñones tan grandes como sea posible y muy frescos, lavarlos a fondo y secarlos bien. Quitar los tallos y mezclarlos con el puré de cebolla, después de haberlos picado finamente. Añadir un poco de aceite de oliva virgen y de sal marina. Rellenar los sombreretes con la mezcla resultante, colocarlos en una fuente y poner al horno. También se pueden picar los tallos junto con un poco de ajo y de perejil, añadir aceite de oliva y poner al horno.

▶ **Col con olivas.** Disponer en el centro de una fuente col cocida al vapor y rodearla con arroz cocido al agua y mezclado con una cantidad igual de olivas negras. Aliñar con un poco de aceite de oliva virgen.

▶ **Col con castañas.** Picar una col verde después de haberla cocido al vapor. Cocer castañas al vapor y hacer puré con una parte de ellas, reservando unas cuantas enteras. Mezclar la col con el puré y pasarlo al horno. Adornar con las castañas enteras.

▶ **Coles de Bruselas.** Como cualquier otra hortaliza, las coles de Bruselas pueden servirse sencillamente cocidas al vapor, y aliñadas con un poco de aceite de oliva virgen o de mantequilla.

▶ **Coles de Bruselas con tomate.** Después de cocerlas al vapor, escurrir las coles y rehogarlas en una sartén junto con unos tomates troceados, algo de ajo y perejil picado.

▶ **Coles de Bruselas envueltas.** Preparar una masa para torta y extenderla con el rodillo. Con la ayuda de un vaso, cortar arandelas en la masa. En el medio de cada arandela, disponer una col previamente cocida al vapor y una oliva negra, encerrarlo con la masa para formar una empanada y cocer al horno muy caliente.

› **Sopa de berros.** Cocer los berros a fuego muy lento con un poco de mantequilla. Añadir patatas peladas y cortadas a trozos pequeños, y cubrirlo todo con un poco de agua. Una vez cocido, pasar por el pasapuré, añadir muy poca sal marina, una pizca de nuez moscada y nata líquida, y servir de inmediato.

› **Habas frescas.** Escogerlas tiernas, cocerlas al vapor y servirlas calientes al natural, para acompañar, cualquier hortaliza. También se pueden servir frías, mezcladas con cualquier ensalada cruda. Lo mismo vale para las judías blancas tiernas y los garbanzos tiernos.

› **Muselina de nabos.** Hacer un puré con nabos previamente cocidos al vapor y mezclarlo con queso rallado (gruyére o emmental) o bien con puré de patatas y mantequilla o nata líquida.

› **Pastas.** Cocerlas con agua. Retirarlas del agua cuando estén todavía firmes y escurrirlas. Pueden servirse con cualquier plato de hortalizas al vapor, aliñadas con aceite de oliva virgen o nata líquida. Mezcladas con puerros troceados y cocidos al vapor, y con nata líquida, constituyen una exquisita comida.

El movimiento higienista en España

Desde 1975, la Asociación Puertas Abiertas a la Nueva Era difunde en España las tesis higienistas, fundamentos de una manera de vivir más rica, divertida y libre, en la que espiritualidad y vida cotidiana se unen para abrir nuevos horizontes. De sus enseñanzas han surgido muchos seguidores, entre los cuales se encuentran los profesionales que actualmente se dedican a guiar a los neófitos por el camino de la conquista de la verdadera salud natural (física, mental, emocional y espiritual).

Conscientes de la profunda mutación que está viviendo la humanidad, muchas personas comprenden la necesidad imperativa de fomentar la cooperación, la generosidad y el amor, colaborando con un ideal cuyo desarrollo se manifiesta cada día más urgente e indispensable. Puertas Abiertas a la Nueva Era es el foco de una red -que va ampliándose- de profesionales, centros de enseñanza, casas de reposo, editores y particulares, que movilizan sus energías y recursos para la emergencia del «hombre global» y de la «nueva conciencia» siguiendo el ejemplo y con el apoyo de movimientos extranjeros afines.

Libros publicados:
-*La esclerosis en placas y las demás enfermedades de la civilización*, publicado en forma de fascículos coleccionables reservados en exclusiva a nuestros socios.

Monografías publicadas:
En edición propia:
- Ayuno y salud (D. Merien)
- Los fundamentos de la higiene vital (D. Merien)

- Las fuentes de la alimentación humana (D. Merien)
- La biorrespiración (D. Merien)
- Cómo curar sin operación hernias, hemorroides, ptosis, varices y desplazamientos de la matriz (Albert Mosseri)
- In memoriam: Herbert M. Shelton
- Antología pro salud (André Torcque, André Passebecq, Albert Mosseri, etc.)

En colaboración con Ediciones Obelisco:
- ¡A tu salud! (Karmelo Bizkarra)
- La combinación de los alimentos (Herbert Shelton)

En colaboración con Mandala ediciones:
- Salud, alimentación y leyes de la naturaleza (Albert Mosseri)
- Huerto revolucionario (René Papon)

Otras publicaciones:
- Los alimentos vivos (Christian Jaime, Christine Nolfi, Joseph Pichon y otros autores)
- He vencido mi cáncer (Monique Couderc)
- Vivir sin sida (Albert Mosseri)
- La antimedicina (Albert Mosseri)
- La alimentación ideal y las combinaciones simplificadas (Albert Mosseri)
- La salud mediante la alimentación (Albert Mosseri)
- El hombre, el mono y el paraíso (Albert Mosseri)
- Curso de psicosomática natural (André Passebecq)
- Los factores naturales de salud y su aplicación correcta (André Torcque)
- Pequeño tratado de fruticultura ortobiológica (André Torcque)

) Presta servicios y aconseja a sus afiliados en torno a su evolución hacia una forma distinta de concebir la vida y la salud física, psicológica y espiritual.
) Mantiene contactos con los principales organismos y especialistas de todo el mundo, en relación con dichos temas.

APLICANDO LOS PRINCIPIOS DE LA HIGIENE VITAL y las enseñanzas de PUERTAS ABIERTAS A LA NUEVA ERA, ¿qué puedes conseguir?

) Te sentirás más a gusto, dinámico, lleno de energía y confiado en el futuro.
) Después de un esfuerzo, te recuperarás con facilidad. Dormirás bien, todas las funciones de tu organismo se desarrollarán correctamente y tus músculos responderán mejor.
) Gozarás de una mayor lucidez mental y espiritual, y serás capaz de trabajar sin tensiones y de manera más eficaz, tanto física como intelectualmente. Tu memoria mejorará y tu imaginación se volverá más creadora.
) Te sentirás más joven y más tranquilo, sin «nervios».
) Estarás liberado para siempre del temor a la enfermedad. No tendrás miedo ni al cáncer, ni al sida, ni siquiera a la muerte. La angustia, causa de trastornos digestivos, cardiacas, nutritivos, etc., desaparecerá poco a poco.
) Aprenderás que la salud y la enfermedad no son cosa del azar o de agresiones externas, sino simplemente el resultado de nuestro modo de vida. La salud puede mantenerse y recuperarse -incluso

en muchos casos que parecen irreversibles-mediante sencillas medidas al alcance de cualquier persona con buena voluntad y capaz de autogestionarse.

‣ Disminuirán muy de prisa tus gastos de salud (o de enfermedad), llegando a ser inexistentes: Se ahorran hospitales, clínicas, consultas, medicamentos, y la panoplia de los artilugios «curalotodo». Ya no conocerás ni trastornos, ni sufrimientos, ni tiempo perdido por enfermedad, ni tampoco muchos otros sinsabores.

‣ El tiempo, la energía y los recursos así ahorrados, pueden dedicarse a tareas positivas para tu propio provecho o para el de tus allegados (y el de la sociedad entera), permitiéndote evolucionar, estudiar y luego enseñar, es decir, propalar salud y felicidad.

Sobre la obra *Antología pro salud*:

«Jamás había visto una obra higienista tan completa, clara, útil, etc. En fin, quisiera felicitaros efusivamente por el trabajo que habéis realizado.

»Sé que es una labor de equipo muy importante y que, gracias a todos vosotros, podemos disfrutar, los que pretendemos una vida más "armónica", de la mejor obra higienista editada hasta el momento.

»El cuidado y rigurosidad del texto, la presentación, calidad, variedad, encuadernación, el tipo de letra, en fin todo cuidado al máximo.

»Muchísimas gracias por todo, la bibliografía, direcciones, experiencias, todas las cuestiones que interesan a todo aquel que quiera llevar una vida más sana.

»*La labor iniciada debe ser continuada: con la ayuda de todos se conseguirá. La continuación de los cursos de psicosomática y bioagronomía natural será un hecho.* »¡Adelante!»

Fdo: *Suso*

Esta carta, recibida de un lector, resume el entusiasmo de todos aquellos que han podido disfrutar ya de esta antología, la cual aporta una nueva luz sobre una infinidad de temas importantes para la salud y el bienestar. Del copioso índice, extraemos los siguientes títulos:

- La fiebre, un proceso de curación de fuerza insospechada (André Torcque).
- La no medicina, el único camino hacia la salud (André Torcque).
- Curso de agronomía ortobiológica (Jean-Marie ROGER y André Torcque).
Curso de psicosomática natural (André Passebecq y André Torcque).
- El asma (Robert Maurtot, Herbert Shelton, Eneko LANDABURU).
- Ayunar para volver a vivir (Albert Mosseri).
- Cómo alimentar a los bebés higienistas (Hector Couture).
- Las vacunas, una bomba de la era médica (Robert S. Mendelsohn).
- Los «métodos naturales de curación» (James C. y C. Leslie Thomson).
- Cómo concibo una casa de reposo y ayuno (André Torcque).
- La antimedicína (Albert Mosseri). Vivir sin sida (Albert Mosseri).
- El hombre el mono y el paraíso (Albert Mosseri).

Direcciones higienistas

CASAS DE REPOSO Y AYUNO.
ESCUELAS DE SALUD

LOS MADROÑOS
(Almudena MORENO NAVARRETE):
- 12594 *OROPESA DEL MAR* (Castellón)
- Tel. (908) 16 54 74.
- Ayuno controlado, alimentación higienista, charlascoloquio, estiramientos, distintos métodos de respiración y relajación, meditación, yoga, biorrespiración, danzas, masaje y automasaje, juegos.

ZUHAIZPE (Karmelo BIZKARRA MAIZTEGUI)
Las Casetas:
- 31177 ARIZALETA (Navarra).
- Tel. (948) 54 21 87.
- Ayuno controlado, alimentación higienista, estiramientos, charlas con diapositivas, meditación, taichí, conciencia de la respiración y de las energías de la naturaleza, librería.

HARMONIE VITALE
(Jean-Marie HERTAY) Lavaur Haute, Gagnac:
- 46130 BRETENOUX (Francia)
- Tel. (33) 65 33 85 83
- Cursillos de verano, relajación y masajes, visualización creadora, renacimiento y biorrespiración, danzas sagradas y rearmonización, conciencia corporal y taichí chuan, gestalt, psicoterapia por la

energía creadora, curas de uva, dietética higienista y ayuno vigilado.

MAISON DE L'HYGIENE NATURELLE (Albert MOSSERI). Rigny-la-Nonneuse:
- 10290 MARCILLY LE HAYER (Francia)
- Tel. 25 21 60 05.
- Ayuno controlado, semiayuno (el método de la lengua coloreada). Casos difíciles.

NATURE ET VIE (Désiré MERIEN):
- 9, rue du village - Kervnanec 56100 LORIENT (Francia).
- Fax: 97 89 72 86
- Estancias de salud natural, ayuno controlado, balance de salud, biorrespiración y bioanálisis.

Profesionales higienistas

(CONSEJOS Y ASESORAMIENTO)

Manuel ALVAREZ MUDARRA:
- Academia de Naturopatía Integral (PENTALFA S.L.)
- Apartado 7010
- 41080 SEVILLA Tel. (95) 459 72 68 Centro dedicado a las enseñanzas naturopáticas e higienistas.

Manuel ALVAREZ MUDARRA:
- Academia de Naturopatía Integral (PENTALFA S.L) Avda. Sánchez Pizjuán, 9 bajos detrás
- 41009 SEVILLA Tel. (95) 437 87 57 Consultorio de Naturopatía e Higienismo.

Maite PÉREZ DE ARENAZA:
- Caracas, 2 - 3°- A
- 01012 VITORIA-GASTEIZ (Alava) Consejero higienista - Masajista.

Natividad CASADO - José Manuel CASADO:
- «Los Residenciales» - Bl. 8 - 5°- D
- 28770 COLMENAR VIEJO (Madrid) Tel. (91) 846 11 76
- Consultorio higienista

ALIMENTACION NATURAL HODEIERTZ
Pedro ANSORENA ZABALEGUI:
- Prim, 20
- 20006 SAN SEBASTIAN Tel. (943) 47 05 80
- COOPERATIVA EL BROT Alt de Sant Pere, 90 43201 REUS (Tarragona)
- Tel. (977) 34 53 51

Índice

Presentación	5
Introducción	11
1. Clasificación de los alimentos	17
2. La digestión de los alimentos	23
3. Combinaciones correctas e incorrectas	33
4. La digestión de los alimentos	51
5. Combinaciones correctas con alimentos proteicos	59
6. Combinaciones correctas con almidones	71
7. Las frutas	81
8. Plan para una semana	89
9. Cómo evitar las indigestiones	95
10. La institución higienista	107

Consideraciones básicas sobre
la combinación de alimentos
por Virginia Vetrano, Lda. en Ciencias 113

Tabla de Combinaciones Alimentarias
por el Dr. H.M. Shelton 125

La Vida fragmentada
por el Dr. H.M. Shelton 127

Conclusiones
por André Torcque 131

Recetas
por Christiane y André Torcque 141

El movimiento higienista en España 151
Direcciones higienistas 156
Profesionales higienistas 158